原著　Itzhak Brook

主译　周　梁　席淑新

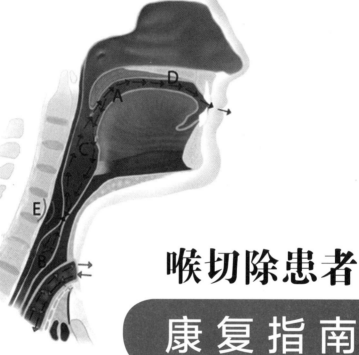

喉切除患者
康复指南

The Laryngectomee Guide

Expanded Edition

人民卫生出版社

·北京·

Translation from the English edition：
The Laryngectomee Guide Expanded Edition
Copyright© Itzhak Brook M.D., M.Sc. 2017
All Rights Reserved.

图书在版编目（CIP）数据

喉切除患者康复指南 /（美）伊扎克·布鲁克（Itzhak Brook）
著；周梁，席淑新主译 . —北京：人民卫生出版社，2020.11
ISBN 978-7-117-30828-1

Ⅰ.①喉… Ⅱ.①伊… ②周… ③席 Ⅲ.①喉-切除术-康复
医学-指南 Ⅳ.①R652-62

中国版本图书馆 CIP 数据核字（2020）第 211060 号

人卫智网	www.ipmph.com	医学教育、学术、考试、健康，
		购书智慧智能综合服务平台
人卫官网	www.pmph.com	人卫官方资讯发布平台

图字：01-2020-7011 号

喉切除患者康复指南
Houqiechu Huanzhe Kangfu Zhinan

主　　译：周　梁　席淑新
出版发行：人民卫生出版社（中继线 010-59780011）
地　　址：北京市朝阳区潘家园南里 19 号
邮　　编：100021
E - mail：pmph @ pmph.com
购书热线：010-59787592　010-59787584　010-65264830
印　　刷：三河市延风印装有限公司
经　　销：新华书店
开　　本：889×1194　1/32　印张：7
字　　数：175 千字
版　　次：2020 年 11 月第 1 版
印　　次：2020 年 12 月第 1 次印刷
标准书号：ISBN 978-7-117-30828-1
定　　价：48.00 元

参加翻译人员（以姓氏笔画为序）：

王　丽　归纯漪　任恒磊　刘会勤　汤　迪　肖喜艳　吴沛霞　吴春萍
张　铎　陈　玲　陈　慧　陈捷茹　周　健　郑　娟　高春丽　黄佳蒙
黄晶梦　曹文竹　曹鹏宇　龚洪立　彭峥嵘　燕　丽　薛继尧

主译助理：
吴春萍　归纯漪

翻译单位：
复旦大学附属眼耳鼻喉科医院耳鼻咽喉头颈外科
复旦大学附属眼耳鼻喉科医院护理部
复旦大学附属眼耳鼻喉科医院放疗科

本书献给和我一样的喉切除患者及其照料者，来彰显大家的勇气和毅力。

致谢

感谢 Joyce Reback Brook 对本书的编辑工作所提供的帮助。

免责声明

Brook 医生并非一位耳鼻咽喉头颈外科专家，这本由他撰写的康复指南不可替代专科医师的医疗处理。

原著前言

　　我自己是一名医生,并在 2008 年成为了喉切除者。我在 2006 年被确诊为喉癌,并接受了一个疗程的放射治疗,2 年后喉癌复发,我的医师建议我做"喉全切除术"来根治肿瘤。当我在写这份指导手册时,已是术后第十年,没有复发迹象。

　　当我成为一位喉切除患者后才认识到,喉切除患者学会如何照顾自己是一个巨大的挑战。要克服这些困难需要掌握各种新技巧,包括呼吸道护理,处理放射治疗和其他治疗的长期并发症和手术的后遗症,面对将来的不确定性以及处理心理、社会、医学及牙齿等问题。我也认识到头颈恶性肿瘤患者生活的艰难。喉癌及其治疗所付出的代价影响到了人类生存最基本的功能:交流、营养摄取和社交。

　　作为一名喉切除患者,当我逐步学会如何料理自己的生活后才发现,很多问题的处理不能仅仅依靠医学和科学,还需要经过个人不断尝试和失败后所获得的经验。一个人的经验不一定适用于所有人,因为每个人的患病过程、生理结构和个性不同,所以其处理方法也因人而异。然而,还是有一些通则可以帮助大部分的喉切除患者。我很幸运能得到我的医师、言语-语言病理学家以及其他喉切除患者的帮助,进而学会如何照顾自己,度过每一天无数的艰难。

　　我逐渐认识到新的和有经验的喉切除患者都可以通过学会如何更好地照顾自己而获得更高的生活质量。为此我创建了一个网站(http://dribrook.blogspot.com/),用来帮助喉切除患者及其他头颈恶性肿瘤患者。该网站帮助解决临床医学、口腔医学及心理学的问题,并有呼吸急救的视频及其他有用信息供大家参考。

该指导手册依托我的上述网站的内容,旨在帮助喉切除患者及其照料者获得实用信息来解决临床医学、口腔医学及心理学方面的问题。本指导手册包含了放射治疗和化学治疗并发症,喉切除后的发音方法,如何护理呼吸道、气管造口、加温和加湿交换器及发音管,还包括饮食和吞咽问题,临床医学、口腔医学及心理问题,呼吸及感觉缺失以及喉切除患者如何外出或旅行。

该指导手册是 2013 版的扩增版,针对一些重要的问题增补了相关信息,介绍了一些喉切除患者可以使用的新的器械装置和产品。

该指导手册不能替代专业医疗护理,但是希望当喉切除患者及其照料者在日常生活中遇到困难时该手册能够为他们提供有益的帮助。

Itzhak Brook

译者前言

　　本书为一名罹患喉癌之后行喉全切除的美国患者所著。他既是病人，同时也是一名儿科和感染科医生，有丰富的医学专业知识和临床工作经验，因此，在应对疾病的过程中产生了许多独到的见解。为了让自己的经验能够帮助更多人，他将自己患病过程中的亲身体会以及与疾病斗争过程中的成功经验记录下来，并无私地与他人分享。当他得知中国也有许多像他一样的病人时，他也非常希望我们能将他的书翻译成简体中文，让更多的病人得到帮助。我们非常感谢这位美国患者 Itzhak Brook 先生的帮助。

　　书中内容非常丰富和详细，几乎涵盖了所有喉癌病人在治疗和康复过程中可能面临的问题以及应对措施。而且由于作者本人是医生，编写内容既通俗易懂又非常具有专业性和科学性。所以本书将会是喉癌患者遇到问题时参考和学习的宝典。

　　但是在翻译本书的过程中，我们也发现因为美国和中国的医疗体制、经济发展水平、医疗护理水平、文化以及生活习惯等的不同，书中提到的许多内容，包括如何转诊社区寻找言语康复治疗师、气道护理装置、发声装置、一些药品使用或饮食方法等与国内状况有很大不同。因此，译者在此慎重提醒阅读本书的患者和家属，本书不是金标准，也不具有法律效力，不能替代专业的医疗处理，内容仅供参考。在学习和借鉴时，请一定要选取适合自己身体和生活习惯的方法，对有疑问或者不能确定是否适用的方法,可以咨询你的医生和护士,切勿盲目跟从,以免身体受损。

　　本书为科普读物,适合喉癌患者和家属阅读,也适合耳鼻咽喉头颈外科医生和护士以及康复治疗师阅读和参考。

　　感谢所有参与翻译和校对的译者,为保证翻译准确,忠实于原文,查阅了大量疑难词,花费了大量时间和心血,力求准确无误。限于英语水平和翻译水平,不当之处敬请各位读者不吝指正。

　　本书翻译过程受到上海市徐汇区科协科普项目 KX17003 提供基金资助,特此致谢!

　　感谢人民卫生出版社为此书出版付出的心血和努力!

周　梁　席淑新

2020 年 8 月

目　录

第一章 头颈恶性肿瘤的危险因素、喉癌的诊断和治疗

头颈恶性肿瘤的危险因素

● 饮酒和吸烟：这是头颈恶性肿瘤的两大主要致病因素，尤其是口腔癌、口咽癌、下咽癌和喉癌（不包括唾液腺癌）。至少 75% 的头颈恶性肿瘤是由吸烟和饮酒导致的，既吸烟又饮酒的人群发病风险更高。

● 人乳头状瘤病毒（human papilloma virus，HPV）：它是某些头颈恶性肿瘤的危险因素，尤其是口咽癌，包括扁桃体癌和舌根癌。

● EB 病毒感染：EB 病毒感染是患鼻咽癌和唾液腺癌的危险因素。

● 辐射暴露：对于未患癌或者患癌的头颈部辐射，是患唾液腺癌的危险因素。

● 口腔卫生：口腔卫生差、牙齿缺失和使用含过量乙醇的漱口水是患口腔癌的危险因素。

● 腌制或过咸的食物：幼年时期食用某些腌制或过咸的食物是患鼻咽癌的危险因素。

● 槟榔：东南亚食用槟榔可能和口腔癌发病率增高密切相关。

● 职业暴露：木屑是患鼻咽癌的危险因素。石棉、合成纤维、金属、纺织品、陶瓷材料和伐树与喉癌相关。木材、镍尘、甲醛与鼻窦和鼻腔癌相关。

● 血统：亚洲血统，特别是中国人，是患鼻咽癌的危险因素。

● 巴拉圭茶：巴拉圭茶就是用巴拉圭茶树叶制成的马黛茶，是南美的一种茶样饮料，是患口腔、咽喉、食管和喉癌的危险因素。

喉癌的概述

喉癌影响喉部发音解剖结构。原发于喉部的癌症称为喉癌，原发于下咽部的癌症称为下咽癌。下咽是咽的一部分，位于喉的侧方及后方（图 1-1）。这两种癌症在部位上是非常接近的，两者治疗原则相差无几，都会涉及喉切除术。以下讨论主要是针对喉癌，但它同样适用于下咽癌。

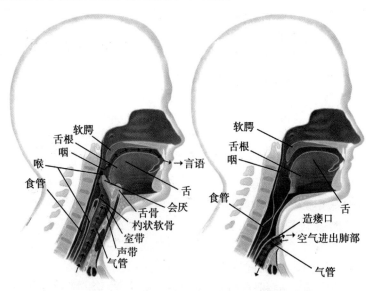

图 1-1　喉切除术前（左）和术后（右）喉部解剖比较示意图

当恶性细胞生长在喉部时称为喉癌。喉部包含声带，通过声带的振动以及咽喉、口腔和鼻腔的共鸣而产生声音。

喉部可分为三个解剖区域:声门区(在喉部中段,包含声带)、声门上区(喉部上段,包括会厌、杓状软骨、杓会厌襞、室带)和声门下区(喉部下段)。喉癌可发生在喉部的任何部位,但大多数发生于声门区,声门上喉癌不常见,声门下喉癌最为少见。

喉癌和下咽癌可以通过直接蔓延生长到相邻的结构,可以转移到区域性颈部淋巴结或者远处,或是通过血液循环转移到身体其他部位,远处转移最常见器官为肺和肝。鳞状细胞癌占喉癌和下咽癌的90%~95%。

喉癌主要危险因素是吸烟和酗酒,人乳头状瘤病毒(human papillomavirus,HPV)感染主要与口咽癌相关,与喉癌和下咽癌的相关性较低。

美国约有50 000~60 000名喉切除患者。根据美国国立癌症研究所(Surveillance Epidemiology and End Results Program,SEER)数据库统计,估计每年有12 250名患者被诊断为喉癌。由于吸烟人数减少和新的保喉治疗方法的开展,新出现的喉切除患者数量在逐渐减少。

喉癌的诊断

喉癌的症状和体征包括:

- 呼吸音异常(高频)。
- 慢性咳嗽(伴或不伴痰中带血)。
- 吞咽困难。
- 咽喉部异物感。
- 声音嘶哑,1~2周内无改善。
- 颈部疼痛和耳痛。
- 咽喉疼痛,1~2周内无改善,尤其是抗生素治疗后无改善。
- 难以消除的颈部肿胀或肿块。
- 非预期的体重下降。

喉癌的症状取决于肿瘤发生的部位。持续性声嘶可能是声门型喉癌的早期症状。晚期喉癌可能会出现吞咽困难、耳痛、慢性咳嗽（可伴有痰中带血）及声嘶。声门上喉癌常常是当肿瘤生长到阻塞气道或出现了可触及的颈部转移淋巴结时才得以诊断。原发性声门下喉癌的典型症状为声嘶或劳力性呼吸困难。

目前没有单一检测方法可以准确诊断癌症。完整评估通常需要详细的病史采集和体格检查，以及诊断性检查。确定一个人是否患有癌症还是其他临床表现与癌症相似的疾病（如感染），这需要做很多的检查。

有效的诊断性检查可以用来确诊喉癌或排除喉癌，或用来监测喉癌病灶的生长和发展，制订治疗方案以及评估治疗的有效性。在某些情况下，如果患者的病情已经发生改变，或者采集的标本质量不好，或者出现异常的需要验证的检测结果，就有必要进行重复的检查。诊断性程序包括影像学检查、实验室检查、肿瘤活检、内镜检查、手术切除和基因检测。

以下检查有助于喉癌的诊断和分期，为治疗方案的选择提供依据：

● 咽喉和颈部的体格检查：医师可以借助触诊来检查颈部是否有肿大的淋巴结，或使用间接喉镜来检查咽喉是否有异常。

● 内镜检查：内镜（可弯曲的光纤导管）通过患者的鼻腔或口腔插入上呼吸道至喉部，直接观察这些部位的结构。

● 喉镜检查：通过间接喉镜或硬管喉镜检查喉部的结构。

● CT检查：通过一系列程序得到人体内部结构的放射性照片，可通过注射或者口服显影剂来显色，以取得更佳的组织/器官影像。

● MRI检查：利用磁场及无线电波来生成人体内部构造的详细图片。

• 钡餐检查：可用于观察食管及胃部。含钡溶液被患者吞咽后附着于食管和胃壁，通过 X 线显影来观察。

• 活检：直接取组织，置于显微镜下观察是否有癌细胞。

喉癌的治疗效果与以下因素相关：

• 肿瘤扩散的范围（肿瘤分期）。

• 肿瘤细胞的形态（肿瘤分级）。

• 肿瘤的部位和大小。

• 患者的年龄、性别，以及健康程度。

此外，吸烟和饮酒会降低喉癌治疗的效果。持续吸烟和喝酒的喉癌患者治愈率低，并且还有更高的可能性会有第二肿瘤的发生。

喉癌的治疗

早期或者肿瘤很小的喉癌患者可以采取手术治疗或者放射治疗。较为晚期的或复发的喉癌患者可能需要综合治疗，也就是患者需要接受手术，同时接受化学治疗或放射治疗。

一些患者可能受益于二线治疗：包括使用检查点抑制剂的免疫疗法和抗表皮生长因子受体（epidermal growth factor receptor，EGFR）单克隆抗体。检查点抑制剂阻断癌细胞上的正常蛋白质，或对它们起反应的 T 细胞上的蛋白质。这些药物最大程度地抑制肿瘤细胞逃避个体免疫系统攻击的能力。

靶向治疗也是晚期喉癌患者可以选择的一种治疗方法。癌症的靶向治疗是用能干扰肿瘤生长的相关分子药物，达到抑制肿瘤的生长和降低癌症的扩散速度的效果。

为特定个体治疗提供的治疗建议通常由肿瘤委员会团队决定，其中通常根据来自美国国家综合癌症网络（National Comprehensive Cancer Network，NCCN）的循证临床指南作出决定。治疗方案的选择考虑了肿瘤的位置、肿瘤是否已扩散到其他部位、既往治疗史、患者的一般状况和其他医学问题以及潜在治疗方案的副作用。

喉癌治疗方案的确定需要多学科医疗团队的配合,包括:

- 耳鼻咽喉科医师
- 头颈外科医师
- 肿瘤内科医师
- 放射肿瘤科医师

除了肿瘤专科医师之外,其他医疗专业人员如牙科医师、整形外科医师、组织重建外科医师、言语-语言病理学家、肿瘤科护士、营养师及心理咨询师都是癌症治疗团队中的一员。最好有一个患者治疗协调员,来协调、观察和评估跨学科治疗。

治疗方案取决于以下因素:

- 肿瘤扩散的范围(肿瘤分期)。
- 肿瘤的部位和大小。
- 是否为复发肿瘤。
- 在保证治疗效果下尽量保留患者说话、进食,以及呼吸的功能。
- 患者的一般健康状况。
- 潜在的副作用和毒性。

其他需要考虑的因素包括:居住地到治疗中心的距离、随访的需要以及当地医疗设施的可获得性。

治疗团队会向患者详细解说可供选择的治疗方案,以及每个方案预期的治疗效果和可能的副作用或并发症。患者应仔细考虑有可行性的治疗方案,并了解这些治疗方式将会如何影响其进食、吞咽和说话的能力,以及这些治疗是否会在治疗期间和之后改变患者的外观。患者应和医疗团队共同制订符合患者需求和期望的治疗计划。

在肿瘤治疗开始之前、治疗期间和之后,都应提供如控制疼痛和其他可减轻潜在副作用并缓解情绪问题的支持性疗法。

患者在做出治疗选择之前应充分了解其病情。如有必要，获得第二医疗和/或手术意见是有帮助的。病人在得知自己患有严重疾病时往往变得焦虑不安，可能无法将听到的疾病信息与解释整合清楚。病人可能需要听好几遍才能整合这些信息。有耐心的家庭成员或朋友参与医疗团队的讨论是可取的，因为他们可以协助患者做出最佳选择。

在进行医疗咨询时，建议询问医疗团队如下问题：

- 肿瘤的大小、部位、扩散程度以及分期如何？
- 是否有 HPV 感染？
- 治疗方案是什么？是否包括手术、放射治疗、化学治疗或以上方法的综合治疗，是否只能做喉切除术？
- 各种治疗方法的副作用、风险和益处是什么？
- 如何处理治疗的副作用？
- 肿瘤复发的风险如何？
- 每种治疗方案结束后的发音质量如何？
- 接受治疗后，能正常经口进食的可能性有多大？
- 呼吸是否受到影响？
- 如何为治疗做好准备？
- 接受治疗是否需要住院？如果需要的话，会住院多久？
- 治疗所需的费用有多少？保险能支付吗？
- 治疗会对患者的生活、工作及日常活动造成多大影响？
- 是否有临床研究可加入？是个合适的选择吗？
- 医疗人员有没有推荐的相关专家可以给予第二意见？
- 治疗后的随访多久一次？需要持续多长时间？
- 手术后该地区是否有相应的照料人员提供帮助？

需要向医生说明的信息

为了帮助医生提供最好的治疗方案，向他们提供如下信息是有帮助的：

- 既往详细的医疗、牙科、社会和心理学病史。
- 有关症状的详细说明。
- 自己所面临的任何困难。
- 既往手术史。
- 既往疫苗接种史。
- 目前服用的药物。
- 饮食情况。
- 家族疾病史。
- 工作和旅行史(不仅是最近的)。
- 接触刺激物和毒素等。
- 食物和药物过敏史。
- 生活方式、日常活动和长远规划。
- 所有医生和医疗照料者的名单。
- 你的首选治疗(听取选项后)。
- 你对了解你的病情、治疗和预后详细情况的选择。
- 你对生命支持的选择。
- 医疗保险情况。

事先准备好所有这些问题清单并将其交给医生和其他医疗照料者是很有用的。

处理心理和社会问题

了解到患有喉癌或任何头颈恶性肿瘤可以改变患者及其亲人的生活。这些改变可能很难处理。获得帮助以便更好地应对由该诊断造成的心理和社会影响非常重要。

心理上的负担包括对治疗及其副作用、住院时间以及治疗费用(包括如何处理医疗费用)的担忧。其他的担忧是自己如何照顾家人、不失业以及日常活动能否照常进行。

　　支持团队来源包括医疗保健团队的成员，他们可以解答患者对于治疗、工作或其他活动的问题。如果患者希望分享他／她的感受或担忧，社会工作者、辅导员或牧师可以提供帮助。社会工作者可以提供财政援助、交通、家庭护理和情感支持等方面资源。支持团队还可以通过电话或互联网向其提供帮助。医疗保健团队的成员可以帮助寻找支持团队。

复发癌的诊断和治疗

　　复发癌可能发生在肿瘤的原发灶附近，称为局部区域复发癌，或者在身体的远处部位，称为转移性复发癌。HPV 阳性的口咽鳞状细胞癌患者的预后往往比未感染 HPV 者要好，即使转移也出现得比较晚，常常转移到非典型的部位。复发癌的症状可能与原发癌相似，也可能不同，主要取决于复发癌所在的部位。复发性头颈恶性肿瘤比原发恶性肿瘤更具挑战性和困难性。治疗方案、疗程和疗效取决于复发癌是局部的、区域性的还是转移性的。

　　用于局部或区域复发性头颈部恶性肿瘤的治疗方案与原发头颈部恶性肿瘤相似，包括：手术、放射治疗、放化疗、化学治疗、免疫治疗和靶向药物治疗。然而，既往放射治疗史会影响再次治疗的方案选择，因为曾接受放射治疗的患者往往不能再进行额外的放射治疗。然而，患者在某些情况下可以再次进行放射治疗。由于再次放射治疗的副作用在前次放射治疗的基础上有剂量叠加效应，所以再次放射治疗比初次放射治疗更具挑战性。

　　不幸的是，复发转移性头颈恶性肿瘤的预后不良。治疗的目标是减轻症状（姑息治疗），如疼痛，和／或提高生存率。有时临床试验是一个不错的治疗选择，可以接受一些新的治疗方法，这些治疗方法在医院的常规治疗中尚未开展，尽管这些方法的疗效及是否改善预后（包括生存率）尚未得到明确的临床验证。患者应参与决定治疗目标和最佳治疗方案。

（译者：任恒磊　周　健）

第二章 喉切除术和术前、术后相关问题

喉切除手术的术式

喉癌的治疗往往包括手术治疗，医生可选择手术刀或者激光进行手术。激光手术是用高能量激光束切除或破坏组织。

有两种切除喉癌的手术方法：

喉部分切除术：医生只切除包含肿瘤的那部分喉。

喉全切除术：医生将整个喉及部分邻近组织切除。

以下情况需要做喉全切除术：

● 未经治疗的喉癌范围较大，已经穿透甲状软骨和其他结构。

● 治疗（放射治疗加或不加化学治疗）后复发的喉癌。

● 喉部以外的头颈恶性肿瘤手术（如下咽和舌根）为防止术后误吸导致吸入性肺炎。

● 无功能喉，或由于咽或食管狭窄而影响吞咽或饮水。

上述两种手术中如怀疑有淋巴结转移需要术中进行清扫。患者可能需要接受重建修复手术来修补术腔的组织缺损，医生进行重建手术时可从患者身上其他部位取组织来修复喉腔及颈部的缺损，重建手术可在切除肿瘤后立即完成，也可以后期进行二期修复。术后康复所需时间长短不同，因人而异。

喉全切除后的外科重建

喉全切除术是治疗晚期喉癌有效且可靠的术式,尤其是当保守治疗失败后。喉切除后的组织缺损往往较容易通过缝合来关闭。然而,当肿瘤已经侵犯到喉外组织并且还累及到咽或者食管时,就不能用直接缝合的方式来关闭缺损,而必须使用其他复杂的修复方法。

手术重建的目的是建立一条有效的通道,从而具有术后的吞咽功能、食管发音功能或气管食管发音功能。手术重建会增加手术时间、医疗费用和术后风险。

当需要取额外的组织来修复缺损时,重建方法的选择取决于缺损的大小,因为缺损大小决定了修复所需要的组织量。使用的组织称为"皮瓣",皮瓣可以是区域带蒂皮瓣(从缺损邻近部位切取)或远端游离皮瓣(从距缺损一定距离的部位切取)。区域带蒂皮瓣的血供保持完好,而游离皮瓣的动静脉需要和缺损邻近部位的动静脉进行吻合。

可用皮瓣的类型是:

区域带蒂皮瓣

● 胸大肌肌皮瓣

● 胸三角皮瓣

游离皮瓣

● 前臂桡侧游离皮瓣

● 游离空肠

1. 胸大肌肌皮瓣　这种皮瓣已经使用了很多年,起源于胸部的肌肉并且上面有皮肤。它的优点是:有可靠稳定的血液供应,可切取的皮瓣组织范围可大可小,并且与颈部接近。缺点包括:皮瓣体积相对太大,转瓣后在颈部影响美容效果以及同侧手臂无力。

2. 胸三角皮瓣　来自三角肌区域。该皮瓣的特点是更薄,更接近咽部组织薄的特点。取皮瓣后在三角肌区域遗留的并发症较小，但手术需要分期进行，而且所取皮瓣的大小有限。

3.**前臂桡侧游离皮瓣**　当咽及食管部分切除后，需要更大更柔韧的皮瓣来修复。可能需要从靠近手腕的前臂内侧切取皮瓣，该皮瓣的供血动静脉需要与颈部受区的动静脉进行吻合，切取皮瓣后的前臂局部缺损需要用身体其他部位的皮瓣重新修复。该手术可能会影响同侧手的血供，引起血液循环障碍，考虑做该皮瓣前应充分评估这项风险。手术后 2 周最容易出现皮瓣的血供问题，因为新缝合的血管可能会产生血栓。取皮瓣后该侧手臂的桡动脉搏动会消失，以后就诊测该侧手臂脉搏时需要向医生说明。

4.**游离空肠**　游离空肠是前臂桡侧游离皮瓣的替代品，形状像一个圆柱体，特别适用于食管部分切除的患者。术后吞咽功能良好，但是与前臂桡侧游离皮瓣相比，发音效果稍差。

当咽、喉和食管都被切除时，可以将胃塑形后直接与咽部吻合。由于术后有严重纵隔感染的可能，所以只有在极其晚期患者且没有其他可选择的修复方案时才采用。

目前可用的重建技术使治疗更晚期的肿瘤成为可能，与过去相比，成功保留发音和吞咽功能的可能性更高。最佳选择方案取决于肿瘤的分期、每种重建方法的风险以及患者的整体健康状况。在患者和外科医生之间讨论每种方法的风险和收益，可以帮助选择最好的修复方法。听取第二意见对治疗有益。

术前准备

在手术前，应与手术医师就各种治疗方式和手术选择及其短期、长期疗效进行详尽的讨论。术前患者通常会焦虑并承受很大压力。因此，如果能有患者的家属或者朋友共同参与和手术医师的讨论就显得很重要,包括自由地提问,讨论任何疑虑,并获得适当说明,直至患方完全理解为止,也可事先准备好要提问的问题,并记录下所获得的答复信息。

除了向手术医师咨询,向以下这些医疗服务提供者咨询也很重要:

- 内科医生和/或家庭医生。
- 专科医师(如心脏科医师,肺科医师等)。
- 肿瘤内科医师。
- 放射肿瘤科医师。
- 麻醉师。
- 牙科医师。
- 言语-语言病理学家。
- 社会工作者或心理健康咨询师。
- 营养学家。

术前与患者和家属进行沟通,让他们充分了解术后的恢复情况,让他们对术后有合理的疗效期望。若能与其他接受过喉切除术的患者见面沟通是相当有帮助的,他们可引导即将手术的患者选择术后发音方式,分享经验,并提供情感上的支持。

言语-语言病理学家在喉全切除术患者的术前咨询、急症护理、家庭保健和门诊服务等方面起着重要作用,包括喉切除术前评估与教育、术后即刻护理、术后家庭护理以及术后门诊护理。

通过联系当地的喉切除患者俱乐部,在术前、术后与其他喉切除患者见面并寻求支持将非常有帮助。

寻求第二意见

当面对一个新的疾病诊断并且需要在包括手术在内的诸多

治疗选项中做出抉择时，寻求第二意见非常重要。可能会有许多不同的治疗，包括手术方案，因此寻求第二甚至第三意见可能是至关重要的。从治疗该病有经验的医师处获得建议将是明智的。在很多情况下治疗是无效的，所以在疗程开始前寻求第二意见非常重要。

有些患者可能不愿意去要开一张转诊单进而寻求第二意见。有些患者可能害怕被误认为对首诊医师缺乏信心或质疑其能力。然而，大部分医师都欢迎并鼓励患者去寻求第二意见，许多医疗保险也接受这一行为。

第二位医师可能会同意第一位医师的诊断和治疗计划，也可能会提出不同方案。无论如何，患者都会获得一些有价值的信息，并且能更好地进行把控。最后，患者可能会对自己的决定较有信心，因为详细考虑过所有的治疗方案。

收集自己的病例资料再就诊于另一位医师可能会花费一点时间和精力。寻求第二意见虽然延误了接受治疗的时间，但往往不会影响最终的疗效。然而，患者还是需要与医师讨论任何可能延误治疗的问题。

有许多方法可以找到专家来寻求第二意见。患者可通过首诊医师、地方或国家医疗协会、附近医院或医学院的转诊来找到另一位专家。尽管大部分肿瘤患者都急于得到治疗并尽快切除肿瘤，但听取第二意见是值得的。

手术恢复

患者的术后恢复进程取决于手术范围及重建方法。有些手术，患者在恢复室观察数小时后即可出院，而有些手术则需要患者住院 7~14 天。若有术后并发症出现，则可能延长患者住院时间。

住院康复可在医院的各个部门进行。首先，患者在术后恢复室观察，接着患者转至重症监护室，最后转到普通病房或耳鼻咽喉科病房，每次都是根据病情需要转病房。随着时间的推移，患者身上的各种导管和引流管逐个被拔除，最终能够在帮助下起身并行走。

喉切除术后危险因素包括：局部出血（包括血肿）、感染、唾液腺瘘、低钙水平（低钙血症）、甲状腺功能减退、血栓和误吸（喉部分切除术后）。

一旦医师认为患者不再需要住院护理，患者就可以出院。有些患者可直接出院，甚至不需要护士到家访视；而有些患者则可能在回家前先转到康复病房或专业护理机构。患者的最佳出院地点主要由医师、社会工作者、护士和理疗师组成的医疗团队决定，当然也需要患者以及家属参与决定。

同样的，言语 - 语言病理学家也参与帮助患者了解术后各种不同的重新发音方式。应该告知患者术后需要继续进行言语康复训练的必要性。

患者在出院后往往会进一步进行重建和美容手术治疗。这样就可以使患者从最初的手术中恢复过来，从手术标本中获得病理结果，并为下一步治疗做好安排。

手术结果

手术可引起以下一种或多种改变：
- 喉部及颈部肿胀。
- 局部疼痛。
- 疲乏。
- 黏液分泌增多。
- 外形改变。
- 麻木、肌肉僵硬和无力。
- 气管造口。

大部分患者在术后一段时间内会感觉虚弱或疲乏,在术后几天内颈部肿胀并感觉到疼痛与不适,镇痛药可以缓解上述部分症状。

手术会影响患者的吞咽、进食及讲话的功能,但是,有些改变并不是永久性的(将在第 11 章内讨论)。失去语言功能的患者可在术后尝试用笔记本、书写板(如魔术图板)、智能手机或电脑来沟通。患者也可以利用笔记本电脑和智能手机中的语音生成设备。在手术前,患者可以在答录机或语音信箱中预先录一段话来说明自己术后的说话困难情况。

电子喉可以在手术后的前几天内用来帮助沟通(见第 6 章电子喉或人工喉言语)。因为术后颈部肿胀及缝线的存在,建议使用类似于吸管的口腔内传递振动的发音途径。

长期生存

头颈部鳞状细胞癌的预后取决于初诊时肿瘤的分期以及部位。生存率是指接受某种治疗的患者,经若干时间后,尚存活的病例数所占总患者的比例,但它不能用来预测肿瘤对某一特定患者的影响。Ⅰ期或Ⅱ期头颈部鳞状细胞癌患者的 5 年生存率约为 70%~90%,晚期(Ⅲ期或Ⅳ期)患者以及继续吸烟、饮酒的患者预后较差。晚期喉癌患者 5 年生存率约 40%。

在口咽癌患者中,HPV 阳性患者预后较 HPV 阴性患者好。

通常,患者在确诊后 2~4 年内的随访率最高,因为约有 80%~90% 的肿瘤复发出现在这个时间段。然而,由于晚期并发症、晚期复发以及发生第二种恶性肿瘤的风险存在,超过 5 年的随访是有必要的,这对 HPV 阴性口咽癌患者尤为重要。

术后疼痛处理

在喉切除术（或任何头颈部手术）后的患者所经历的疼痛通常是很主观的，但一般而言，手术越大，患者疼痛感越明显。有些重建手术，如将胸部肌肉、前臂、大腿、空肠或胃上提的组织转移作为修复的皮瓣，会增加疼痛的程度或延长疼痛的时间。

接受根治性颈清扫术的患者可能会感觉到更加疼痛。目前，大部分患者接受改良根治性颈清扫术，即保留副神经。若副神经被切断或切除，患者很可能会有肩部不适、僵硬以及上臂活动范围缩小，上述这些不适可在活动和理疗后得以缓解。

若患者因喉切除或其他头颈部手术造成慢性疼痛，疼痛治疗专家的评估及处理通常很有帮助。

（译者：周　健　汤　迪）

第三章　头颈恶性肿瘤放射治疗的副作用

放射治疗常用于治疗头颈恶性肿瘤。可作为唯一的治疗方法,或结合化学治疗(放化疗)或手术后放疗(辅助放疗)。放射治疗的目的是杀死癌细胞,肿瘤细胞分裂、生长速度比正常细胞更快,更容易发生放射性损伤。虽然正常细胞在放射治疗过程中也受到了损伤,但放射治疗后往往能够恢复。

不幸的是放射治疗会导致近期和远期的副作用。放射治疗可以损伤滋养肌肉、神经和骨骼的血管,引起各种影响神经、肌肉和骨骼的并发症(第五章)。

放射治疗有以下几种方式:

● 保留器官:尝试通过放射治疗根治肿瘤(有或没有化学治疗),而无需手术切除喉,从而使患者的喉功能得以保存。由于肿瘤的大小和位置无法选择根治性放疗的患者,则建议直接进行手术。

● 姑息性治疗:由于肿瘤太大和/或无法进行手术且肿瘤无法治愈时,放射治疗的目的(有或没有化学治疗)主要是为了延长患者的生命。

● 术后放疗:手术后进行放射治疗,目的是消灭可能扩散至肺、肝或脑等其他器官的残留癌细胞。

● 复发肿瘤的再放疗:对先前照射过的区域再次进行放射治疗。尽管存在显著的、可能危及生命的晚期并发症的风险,再次放射治疗联合综合治疗依然使部分患者长期无病生存甚至治愈。

放射治疗的类型

大多数头颈恶性肿瘤患者接受放射治疗外照射（使用 X 射线或 γ 射线）。目前多采用调强放射治疗，其优势为最大限度提高原发灶照射剂量，而减少正常组织损伤，进而减轻放射治疗的副作用。放射治疗前每个患者进行面膜制作固定体位，以确保后续放射治疗的准确实施。每个患者的放射治疗次数取决于肿瘤类型，一些患者只接受一次放射治疗，一些患者则需每周 5 天，每天一次放疗，时间长达 7 周。

其他类型的放射治疗包括：

- 近距离放射疗法：在肿瘤附近植入放射源。
- 术中放疗。
- 中子束放射治疗：使用更高能量的中子束。
- 质子束放射治疗：一种更精确的放射治疗技术。
- 放射外科：使用 Cyber 刀 ®，Gamma 刀 ® 和 LINAC。
- Tomo 治疗：将来自计算机断层扫描（CT）的精确三维成像与准确传递给肿瘤的高度靶向性放射线相结合，同时最大限度地减少周围组织损伤。
- 适形放射治疗：肿瘤放射治疗靶区与 CT 和 / 或磁共振成像（MRI）扫描的肿瘤三维图像相匹配。
- 放射性碘治疗：用于治疗甲状腺癌。

如果要实行放射治疗，放射肿瘤医师会制订一个治疗计划，其中包括要实施的放射治疗总剂量，放射治疗次数及其放射治疗具体计划。所有计划的实施是基于肿瘤的类型及位置、患者的总体健康状况以及患者过去及现在接受的治疗。对于早期疾病，通常给予 66~74Gy 的放射治疗剂量。

放射治疗并发症的可能性和严重程度取决于很多因素，包括放射治疗的总剂量、放射治疗的持续时间以及头颈部接受放射治疗的部位。头颈恶性肿瘤放射治疗的副作用分为早期（急性）和远期（慢性）副作用。在放射治疗期间或放射治疗刚结束不久（放射治疗结束后约2~3周）发生的为早期副作用，其后的数周至数年内出现的为晚期副作用。

尽管不少患者深受早期放射治疗副作用的困扰，这些副作用通常会随着时间而缓解。而远期的副作用却需要终身治疗。识别这些副作用以预防其发生和/或处理其产生的后果很重要。知晓放射治疗副作用可以使患者及早发现并及时处理这些副作用。

头颈恶性肿瘤患者应接受有关戒烟重要性的宣教，除吸烟是头颈恶性肿瘤主要风险因素外，饮酒会进一步增加吸烟患者的致癌风险。吸烟也可以影响肿瘤的预后，在放射治疗期间和放射治疗后继续吸烟时，黏膜反应的严重程度和持续时间会相应增加，口干会加重并影响远期副作用。放射治疗后继续吸烟的患者的长期生存率要低于不吸烟的患者。

放射治疗的早期副作用

早期副作用包括口咽部黏膜炎、吞咽疼痛、吞咽困难、声音嘶哑、唾液分泌减少（口腔干燥症）、口面部疼痛、喉部放射性坏死、皮炎、脱发、恶心、呕吐、营养不良，以及体重减轻。这些并发症可能会干扰甚至延缓治疗，在大多数患者中或多或少发生，通常随时间推移会减轻甚至消失。

这些副作用的严重程度主要受放射治疗剂量和方法，肿瘤的位置、浸润范围以及患者的生活习惯（即持续吸烟、饮酒）的影响。

放射性皮炎

放射治疗对皮肤的伤害类似晒伤,会导致疼痛和不适,化学治疗则进一步加重这一损伤,这是放射治疗最常见的副作用之一。皮炎的损伤程度主要受放射治疗剂量影响,分为轻、中、重度。服用放射增敏剂的患者皮炎的严重程度和愈合时间显著增加。

建议患者保持放射区域清洁干燥,穿宽松衣服以避免摩擦损伤,用温水和温和肥皂(最好是合成肥皂)清洗皮肤,避免接触潜在的皮肤刺激物如香料和含有乙醇的乳液,避免阳光直晒和吹风。放射治疗之前局部避免应用乳液或软膏,这可能会影响放射线穿透的深度。放射治疗期可用护肤产品润滑和保护皮肤,包括芦荟凝胶和水基乳液。这些制剂可能会缓解症状,但是不能促进皮炎的愈合。

完成放射治疗10天后,轻度皮炎开始改善,而重度皮炎与持续的炎症和愈合时间延长有关,导致皮肤纤维化。放射治疗区域很少发生皮肤癌。

脱发

毛囊对辐射非常敏感,放射治疗可能会导致脱发。大多数人在开始放射治疗后约3周内会有治疗区域内的脱发。脱发可能是暂时的或永久性的,取决于所接受的放射治疗总量和其他治疗,如联合化学治疗。如果脱发是暂时的,头发可能会在治疗完成后的3~6个月内重新生长。新生的头发通常稀疏或具有不同的质地。

有些患者在开始放射治疗之前选择将头发剪短。对于想要戴假发的患者,建议提前选择合适的假发颜色和风格。

头皮对射线也很敏感,特别是脱发后,经过放射治疗后的头皮颜色会发红、变得更娇嫩或容易发炎,如晒伤后的表现。治疗2~3周后,头皮可能变得干燥和发痒。对于这些区域适当地涂抹防护霜可能会改善头皮不适。

头皮干燥、发炎多为暂时性症状，通常在放射治疗结束后约 2 周开始改善。如果需要，可以服用药物来缓解头皮不适和瘙痒。

在治疗过程中可以通过以下方式减轻头皮损伤：

- 避免频繁洗发，并使用温和的不含香精的洗发水（如婴儿洗发水）。
- 仅用温水清洗头皮，避免摩擦和抓挠。
- 用干软毛巾轻拍洗过的区域来擦干。
- 避免过度梳头。
- 避免使用发胶、发油或乳膏。
- 避免使用加热电器（包括吹风机、发卷或卷发器）。
- 在放射治疗结束后 4 周内避免烫发或染发。
- 遮盖头部（如戴帽子、围巾和棉帽），保护头部免受阳光、寒冷和风的刺激。

脱发令人不愉快，戴假发、围巾、头巾和带短发的帽子会很有帮助。

口干（口干燥症）

唾液分泌减少（或口干燥症）是放射治疗最常见的长期并发症，与放射治疗剂量和唾液腺受照射范围大小有关。

如条件允许，建议在部分患者中采用调强适形放射治疗（intensity-modulated radiation therapy，IMRT）技术减少腮腺、下颌下腺及小唾液腺的照射剂量，或通过手术转移下颌下腺，也可给予氨磷汀治疗（一种放射治疗防护剂：有机硫代磷酸酯药物）。

尽管口干燥症通常会随着时间而改善，但它往往是一个永久性的问题，会影响生活质量。充分饮水，频繁地小口饮水或向口腔喷水，吮吸冰块和 / 或无糖冰棒，用淡盐水和碳酸氢钠

(小苏打)溶液漱口,这些方法有助于清洁口腔、稀释黏稠的口腔分泌物、缓解轻度疼痛。

使用唾液替代品或味觉/咀嚼刺激剂促使唾液腺组织产生唾液,服用促进唾液产生药物,针灸,避免所有含咖啡因或乙醇的产品,晚上使用床边加湿器,抬高床头等可能也会有所帮助。

多吃软而湿润、易吞咽的食物,如浓汤、土豆泥、布丁和奶昔等。

更多信息见下文"放射治疗远期副作用"章节的"永久性口干(口干燥症)"部分。

牙周病

患有唾液腺功能低下和口干的患者必须保持良好的口腔卫生,以减少口腔疾病的风险。

除非采取预防措施,否则放射治疗会加速患者牙周病及龋齿的发生及恶化。放射治疗患者应采取多种预防措施:每天至少进行4次口腔卫生(饭后和睡前),其中包括:

● 刷牙(如果存在口腔黏膜疼痛和牙关紧闭,可以使用小型超软牙刷)。

● 使用含氟牙膏刷牙。

● 如果牙膏使口腔酸痛,用1茶匙盐和4杯水混合后刷牙。

● 每天使用一次牙线。

● 在睡前使用处方推荐的氟化物凝胶防止龋齿。

● 用含盐和小苏打的温水(一杯温水中加入半茶匙盐和半茶匙小苏打)每天漱口4~6次,以清洁和润滑口腔组织并改善口腔环境。

● 经常喝水以冲洗口腔并缓解口腔干燥。

● 避免含糖量高的食物和饮品。

使用氟化物在减少龋形成方面具有明显的益处。建议在口腔护理过程中把含有1%氟化钠凝胶的护齿托放置在牙齿上,保持5分钟,之后患者半小时内不要进食。

味觉改变（味觉障碍）

放射治疗会诱发味觉变化以及舌痛。由于舌的味觉感受器受损，常常会感受到食物太淡或太辣。有些食物的味道可能与过去不同，有些食物可能口感平淡，或者每种食物的味道都相同。具体而言，苦味、甜味和咸味食物口味可能不同，有些人口中可能有金属或化学味道，特别是在吃肉或其他高蛋白食物时。味觉也可能受到嗅觉受损的影响，这些副作用会导致进食恶心，进一步减少食物摄入量，并导致体重减轻。

放射治疗和化学治疗由于对舌和鼻上皮受体的影响可能损害味觉，导致味觉改变的其他因素还包括化学治疗药物的苦味、口腔卫生差、感染和黏膜炎。

由放射治疗引起的味觉变化和舌痛通常在治疗结束后的3周到2个月内开始改善。改善可能持续约1年，但味觉可能不会完全恢复到治疗前的状态，特别是出现唾液腺受损时。

在大多数情况下，没有针对味觉问题的具体处理方法。

以下措施可能有助于应对味觉的变化：

- 尽量选择闻起来味道好的食物，即使对该食物并不熟悉。
- 通过使用排风扇，在室外烧烤架上烹饪，购买熟食来消除烹饪气味以及食用低温食物。
- 吃冷或冷冻食物（如冷冻酸奶、冰淇淋），其味道可能比热食更好。
- 使用塑料器皿和玻璃炊具来减少金属味道。
- 尝试无糖、薄荷口香糖或硬糖（含有薄荷、柠檬或橙等味道），以掩盖口中的苦味或金属味道。
- 如果红肉味道不好，食用其他来源的蛋白质（如家禽、鸡蛋、鱼、花生酱、豆类或乳制品）。
- 用果汁、甜酒、沙拉酱或其他酱汁腌制肉类。
- 用草药、香料、糖、柠檬或调味酱调味食物。

● 化学治疗前 1~2 小时和化学治疗后 3 小时内不吃东西，以防止由于恶心和呕吐引起厌食。此外，避免化学治疗前吃最喜欢的食物有助于防止对这些食物的反感。

● 饭前用盐和小苏打溶液（半茶匙盐和半茶匙小苏打溶在 1 杯温水中）冲洗，这可能有助于消除口腔中的不良味道。

● 经常刷牙和每天使用牙线清洁，保持口腔清洁健康。

● 考虑补充硫酸锌，这可能有助于改善部分患者的味觉。

在服用任何膳食补充剂之前，尤其是在积极治疗期间，应该咨询相应的医生。

口咽部黏膜炎（黏液炎和吞咽痛）

放射治疗和化学治疗会损害口腔及咽部黏膜引起黏膜炎，通常在放射治疗后 2~3 周发生。其发生率和严重程度取决于放射治疗的照射范围、剂量和持续时间，化学治疗可加重病情。黏膜炎会引发疼痛及干扰进食。

处理方法包括注重口腔卫生，饮食调整以及在进食前使用表面麻醉药及抗酸和抗真菌混悬液。应该避免辛辣、酸性、刺激或过热的食物，忌乙醇。减轻吞咽疼痛可以增加液体食物的摄入。黏膜炎可能会继发细菌、病毒（即疱疹）和真菌（即念珠菌或鹅口疮）感染，可能需要镇痛药控制疼痛。

目前，已经介绍了用于预防黏膜炎的各种方法和药物，包括常规口腔护理、黏膜表面保护剂、抗炎药物、生长因子、某些抗微生物制剂、激光疗法、口腔冷冻疗法等。这些方法包括多种机制，但结果一直存在争议，最佳的预防措施仍然未知。

如果牙膏导致口腔酸痛，用 1 茶匙盐和 4 杯水混合的溶液刷牙刺激性会小一些。

第十三章中"预防鹅口疮"部分介绍了放射治疗过程中鹅口疮的预防知识。

黏膜炎可导致营养不足，体重明显减轻及反复发生脱水的患者可能需要通过胃造口进食。

在头颈部进行放射治疗时,需要注意患者牙齿、牙龈、口腔和咽喉的防护。

以下措施有助于改善口腔问题:

● 避免辛辣、尖锐、松脆和粗糙的食物,如生的蔬菜、饼干和坚果。

● 不要进食过热或过冷的食物或饮料。

● 不要吸烟,咀嚼烟草或饮酒,这可能会加重口腔溃疡。

● 远离含糖零食。

● 请专业人士推荐一个好的漱口水,一些漱口水中的乙醇会刺激口腔黏膜组织。

● 避免使用牙签,其可能会损伤口腔。

● 如果牙龈疼痛,可以在进食时戴上义齿。

● 根据需要每1~2小时用温盐水和苏打水冲洗口腔。

● 用纱布包裹手指或用浸有小苏打/盐水的冰棒棍清洁口腔。

● 经常小口啜饮凉水。

● 吃无糖糖果或嚼口香糖以帮助保持口腔湿润。

● 用肉汁和酱汁使食物湿润,而更易食用。

● 饭后及涂保护剂或药物治疗口腔溃疡前清洁牙齿及口腔。

● 使用非常柔软的牙刷,并将其放入温水中进一步软化。经常更换牙刷。

● 如果有味道的牙膏会刺激口腔,可改用普通小苏打。

● 向您的肿瘤治疗团队咨询用什么药物以帮助治疗口腔溃疡,以控制进食痛。

很多患者会发生严重的口腔黏膜炎,分泌大量黏液,引起恶心和吞咽梗阻感,妨碍患者摄取足够的水分和营养。

以下措施有助于减少黏液分泌:

● 定期用盐水和苏打水冲洗口腔,并在黏膜炎早期服用盐酸氨溴索等药物。

- 某些咳嗽制剂中含有镇静和抗胆碱能成分可能会对治疗后期口腔分泌物增多或变稠有一定效果。
- 黏液干燥药物治疗：抗组胺药和东莨菪碱透皮贴。
- 患者床头抬高 30° 可以减轻头部水肿并保护气道。
- 清凉的雾化器可能有助于口腔润滑和排痰。
- 劳拉西泮有助于防止反复呕吐和恶心。
- 吸痰器会提供一定的帮助，尤其对术后有效漱口很困难者。

黏膜炎的持续时间与黏膜干细胞消耗的程度成正比。根据黏膜干细胞的恢复情况，放射治疗诱发的黏膜炎可能需要数周至数月才能愈合。过度消耗可能会阻止干细胞愈合并诱发慢性开放性伤口，称为"软组织坏死"。

喉软骨坏死

放射性喉坏死是放射治疗后罕见的并发症，发病率较高，甚至存在一定的死亡率。1%~5% 接受放射治疗的患者可能会发生放射诱导的放射性喉坏死。发生放射性喉坏死的危险因素包括吸烟、肿瘤侵袭、术后感染、外伤和放射技术等。

放射性喉坏死可能在任何时候发生，在治疗后不久或甚至几十年后。放射性喉坏死的严重程度有 5 个等级，Ⅰ级和Ⅱ级相对常见，通常保守治疗（即加湿、禁声、戒烟、使用抗生素）效果良好。Ⅲ级和Ⅳ级反应则严重很多，预后不好。严重的放射性喉坏死通常是不可逆的，并且由于危及生命而经常需要做喉切除术。

典型的放射治疗引起的放射性喉坏死患者最初出现声音嘶哑和呼吸困难的症状。如果出现气道窒迫，可能需要紧急气管切开。吞咽功能差，常导致误吸，后者会进一步引起肺炎和呼吸道损害。吞咽痛、颈部疼痛和僵硬是其他晚期症状。

口腔和 / 或面部疼痛

头颈恶性肿瘤患者的口腔和 / 或面部疼痛很常见。半数以上的患者放射治疗前即会发生，治疗期间发生率约 80%，1/3 患者在治疗后 6 个月发生。疼痛可以由黏膜炎引起，化学治疗会加重黏膜炎，也可能由于肿瘤、感染、炎症造成的损伤及手术或其他治疗导致的瘢痕引起。

疼痛处理包括使用镇痛药和麻醉药，针灸可用于颈部手术后的疼痛和口干以及晚期恶性肿瘤患者的口干。

恶心和呕吐

放射治疗可能导致恶心，通常发生在放射治疗后 2~6 个小时，持续约 2 个小时。恶心可能伴或不伴呕吐。当感觉恶心时保持深呼吸以便吸入新鲜空气，也可以听听音乐或与朋友交谈转移注意力，可能会有所帮助。

处理方法包括：

- 少食多餐。空腹状态下常会加重恶心。
- 细嚼慢咽，彻底咀嚼食物，放松身心。
- 食用冷的或室温食物，温热食物的气味可能导致恶心。
- 避免难以消化的食物，如辛辣食物或高脂肪食物或富含酱汁的食物。
- 避免引起恶心的食物。
- 避免含咖啡因的饮料和食物。
- 避免香水、烟等强烈气味的刺激。
- 进食后休息，躺下时头部应抬高约 30cm。
- 在两餐之间喝饮料和其他液体，而不是用餐时喝饮料。
- 每天喝 6~8 盎司饮料以防止脱水，补充足量的冷饮、冰块、冰棍或果冻都可以。
- 在恶心程度轻时多进食。
- 请别人做饭，因为烹饪可能加重恶心。

- 持续恶心时，治疗前告知其医护人员。
- 持续性呕吐要立即治疗，因为这可能导致脱水。
- 服用医生提供的抗恶心药物。
- 穿着宽松衣服可以防止对咽喉或胃的刺激，从而减轻恶心。

持续性呕吐会导致身体失去大量的水分和营养。如果呕吐持续一天 3 次以上，并且一次未喝足够的液体，则可能导致脱水，如果不及时治疗，这种情况会导致严重的并发症。

脱水表现包括：

- 尿量少
- 尿色深
- 心率快
- 头痛
- 皮肤潮红、干燥
- 舌苔厚
- 易激惹和意识错乱

持续性呕吐可能会降低药物疗效，如果持续性呕吐未改善，放射治疗可能需暂时停止，静脉输液可以帮助身体恢复营养和电解质平衡。

吞咽困难、营养不良及脱水

头颈恶性肿瘤放射治疗可导致许多副作用，这些副作用包括食欲减退、味觉变化或味觉缺失、吞咽和咀嚼疼痛（吞咽疼痛）、口干、易饱、腹泻、恶心及对食物不感兴趣，最终导致热量、蛋白质和液体摄入不足。

放射治疗期间坚持饮食非常重要，反之咀嚼肌长期不用功能会下降。此外，通过咀嚼可以减少放射治疗导致的瘢痕形成。在化学治疗和 / 或放射治疗期间进行预防性吞咽锻炼可以保持正常的吞咽。锻炼时应保持舌根、咽缩肌和负责舌喉活动以及气道保护的相关肌肉足够的力量和运动范围。对于那些在喉全切除术后接受放射治疗的患者，重要的是要确保舌和舌根的力量。下颌拉伸运动也是治疗的重要组成部分。

除了进行吞咽锻炼以预防与放射相关的吞咽困难之外，在治疗过程中坚持经口饮食对吞咽功能有积极影响。只有在高风险患者或营养不足时才建议放置鼻饲管。此外，即使管饲，也要鼓励患者坚持经口饮食。管饲可以补充营养，但吞咽本身是治疗的关键部分。

接受治疗的肿瘤患者对热量和蛋白质需求增加。这些增加的需求加上许多可能的副作用，会导致体重减轻和脱水。而接受放射治疗时保持体重非常重要，建议患者咨询营养师，确保营养均衡及避免体重减轻和脱水。

避免体重减轻和脱水的基本原则包括：
- 每天吃 6~8 次，少食多餐。
- 多进食高热量的食物和饮料。
- 限制热量低的食物和饮料。
- 吃各种不同颜色、质地和口味的食物，种类要丰富。即使需要高热量和高蛋白饮食，保持食物均衡也是至关重要的，这其中也包括各类水果和蔬菜。
- 随身携带食物，需要时即可食用。
- 如出现进食困难可进流质饮食，可以通过搅拌器自制流食或直接购买瓶装流食。
- 进食冷和/或冷冻食物（包括冰淇淋）可减轻口腔疼痛。

随着副作用加剧，大多数患者必须通过流质饮食和软食来获得足够的热量，此时液体常常比固体提供更多的热量。

根据自己的口味和吞咽能力选择最适合自己的食物，对每名患者来说是个体化的并不断调试的过程。如果热量摄入严重不足，可在放射治疗前胃部置管替代经口进食。如果发生严重脱水和/或严重营养不良，可能需要紧急入院治疗。

疲劳

疲劳是放射治疗最常见的副作用之一。放射治疗会引起累积性疲劳（疲劳随时间增加）。治疗停止后通常会持续 3~4 周，甚至持续 2~3 个月。

导致疲劳的因素包括贫血、疼痛、睡眠与休息不足（失眠）以及情绪变化。

多休息、保存体力和校正上述因素可以缓解疲劳。

以下措施可以减轻疲劳并改善生活质量：

● 每日通过日记记录和评估一天之中疲劳水平，根据严重程度将疲劳分为无、轻、中、重度。

● 可根据个人日记选择在一天中感觉轻度疲劳的时段进行规律的日常活动。

● 多喝水，进食营养丰富的食物。

● 避免咖啡因，因其会加重口干及扰乱睡眠。

● 保持每日锻炼计划。

● 保证夜间睡眠充足。

● 咨询社会工作者或心理学家，寻求家人和朋友的支持。

● 评估和治疗潜在的身体和心理状况（如贫血、抑郁症、甲状腺功能减退症）。

● 努力保持积极的心态。

注意力、思维和记忆力障碍（认知障碍）

许多接受头颈部放射治疗和 / 或化学治疗的患者会经历注意力、思维或短期记忆障碍（认知障碍）。其他导致认知障碍的原因包括疼痛、药物的副作用、情绪状态及其他医疗问题等。

认知障碍可以表现为以下症状或行为改变：

● 注意力难以集中。

● 精神错乱或定向障碍。

● 空间定向困难。

- 记忆力下降，尤其记不住姓名、日期或电话号码。
- 理解力障碍。
- 判断和推理困难。
- 计算和组织能力受损、语言表达技巧受损，包括难以组织思想，很难找到正确的词汇表达及难以保持收支平衡。
- 无法同时处理多项事务。
- 处理信息速度较慢。
- 行为和情绪变化，如非理性行为、情绪易波动、易愤怒或哭泣以及社交行为不当。
- 严重的意识模糊。

治疗认知障碍的方法包括：

- 药物，包括兴奋剂、增强认知的药物、抗抑郁药及抗麻醉作用的药物。
- 作业疗法和职业康复，帮助患者进行日常活动和掌握相关工作技能。
- 认知康复和认知训练，以帮助患者提高认知能力并找到解决这些问题的方法。

应对认知障碍的方法包括：

- 列出每日自我提醒的清单。
- 一次完成一项任务。
- 随身携带笔和纸记录及自我提醒。或者在自己的智能手机和平板电脑上下载笔记应用程序。
- 使用带有问题和待办事项列表的日历和笔记本。
- 让朋友、家人、同事和医生了解自己的记忆丧失情况。
- 获得咨询和提高记忆力的其他资源。
- 在家中和工作场所放置便笺，提醒自己重要任务。
- 使用有规律的字词游戏帮助记住事情。
- 充分休息。
- 坚持运动以增加精神状态。

- 多参与健脑的智力活动（如业余爱好、解谜、绘画）。
- 在前一天晚上安排第二天需要的物品。
- 在家中存放东西时对橱柜或抽屉进行颜色编码或贴标签。
- 把物品放回原处，避免混乱。

其他副作用

其他的副作用包括张口受限、听力损失见第四章。

放射治疗远期副作用

远期副作用包括唾液的永久性减少、骨坏死、咽食管狭窄、龋齿、口腔坏死、纤维化、伤口愈合困难、皮肤变化和皮肤癌、淋巴水肿、甲状腺功能减退、头昏眼花、头晕、头痛、继发性癌症，以及眼、耳、神经和颈部结构的损伤。

永久性口干（口干燥症）

尽管随着时间的推移，大多数患者口干（口干燥症）会有所改善，但它会持续很长时间并影响生活质量。

唾液具有许多重要的功能会在放射治疗后受损，这些功能包括：

- 润滑食物以便吞咽。
- 使食物溶解可被品尝味道。
- 食物的初始消化。
- 预防龋齿。
- 维持口腔和上消化道的 pH。
- 保持口腔黏膜健康。
- 维持口腔菌群平衡，预防机会性感染。
- 言语。

- 保持牙齿、义齿舒适和功能。
- 清洁口腔和食管。

腮腺和下颌下腺等对射线非常敏感,放射治疗会导致不可逆的唾液腺细胞损伤,仅仅几次放射治疗后,唾液量便会发生显著变化,从含水状态变成黏稠状态。

口干燥症可导致:

- 机会性感染(主要是真菌,如鹅口疮)。
- 义齿性口炎。
- 口腔 pH 值改变。
- 分泌性 IgA 改变。
- 放射性龋齿(龈下龋齿)。

除了上述不适外,由于难以进食、吞咽和说话,患龋齿和牙齿疾病的风险更高,义齿的维护也可能有问题。

患有唾液腺功能低下和口干燥症的患者必须保持良好的口腔卫生,以减少口腔病变的风险。如果不采取预防措施,牙周病和龋齿会加重。

管理和预防措施包括:

- 使用唾液替代品(凝胶、漱口液)。
- 非药物性刺激唾液分泌。
- 使用刺激唾液产生的药物。
- 预防性使用氯己定。
- 抗真菌治疗。
- 预防鹅口疮。
- 多喝水。

口腔干燥症的处理方式包括使用唾液替代品或人造唾液和频繁地喝水。饮水量增加会导致前列腺肥大的男性和膀胱容积小的患者尿频,尤其是夜间尿频。刺激唾液产生的药物替代品包括酸性或苦味食品以及甜度低的食品,如不含糖的硬糖。咀嚼无糖口香糖既能保持味觉和触觉,又可增加唾液的产生。

刺激唾液产生的药物包括唾液刺激剂，如毛果芸香碱、氨磷汀和西维美林。毛果芸香碱是美国食品和药物管理局批准的唯一一种用作放射性口腔干燥症的药物。初步数据表明，高压氧可为具有残留唾液腺功能的口腔干燥症患者提供帮助。针灸在欧洲被广泛用于治疗头颈恶性肿瘤放射治疗患者的口干症。它还用于缓解颈部手术后的疼痛和口干以及晚期癌症患者的口干。一些临床试验表明针灸确实有一定的帮助。

少食干燥、坚韧的食物，多食潮湿、柔软的食物可以大大改善营养状况和生活质量。特别是在卧室里使用加湿装置也可以有一定帮助。

咽食管狭窄

咽食管狭窄是放射治疗的远期并发症。咽食管狭窄是咽部或食管的某一个区域的狭窄。这种狭窄会使食物特别是固体食物难以下咽。如果咽食管段完全闭合，患者将无法通过口腔进食，此时需要置入胃管饮食。这种并发症的治疗可能包括反复沿咽喉进入狭窄的部分放置导管进行扩张或通过手术切除阻塞的部分然后进行皮瓣重建。

上述内容将在第十一章"吞咽困难"部分进行更详细地讨论。

龋齿

头颈恶性肿瘤患者放射治疗后患龋齿的风险增加。原因包括口腔中产生龋齿的细菌（变异链球菌和乳杆菌属）数量增加，唾液中抗菌蛋白浓度降低和唾液中矿化成分丧失。

治疗措施必须针对龋齿形成的每个环节。需要保持最佳的口腔卫生，并尽可能使用唾液替代品来缓解口腔干燥症。使用局部氟化物和/或矿化剂（高磷酸钙和氟化物）可增强龋齿抵抗力，通过使用牙托盘增加它们与牙齿的接触时间可以增强局部产品的功效。那些不使用牙托盘的患者可以使用附凝胶的牙刷和漱口水。

局部使用氟化物或氯己定冲洗可能导致变形链球菌而非乳酸杆菌水平降低。由于不良的药物相互作用，使用氟化物和氯己定时应该间隔几小时。

下颌骨坏死

这是可能需要手术干预和重建的潜在严重并发症。根据病变部位和范围，症状可能包括疼痛、口臭、味觉异常（味觉障碍）、"不良感觉"、麻木（感觉缺失）、牙关紧闭、咀嚼和言语困难、瘘管形成、病理性骨折和局部或全身感染。头颈部接受高剂量放射治疗的患者患放射性骨坏死的总体风险约为15%。

下颌骨是受影响最严重的骨骼，尤其是那些接受鼻咽癌治疗的患者。上颌骨受累罕见，因为它的侧支血液循环较丰富。

照射区域拔牙和牙齿疾病是放射性骨坏死发展的主要因素。在某些情况下，对于放射治疗区域内存在严重的龋齿且无法通过补牙或根管治疗得以保留的患者，有必要在放射治疗前拔除病变牙齿。不健康的牙齿作为颌骨感染的来源，在放射治疗后更加难以治疗。

放射治疗之前修补不可恢复的患病牙齿可能会降低本并发症的风险。应尽可能消除口腔疾病。在放射治疗开始之前，应识别不健康且处于高剂量射线内的牙列。理想的情况下，放射治疗前至少需要7~14天，甚至21天，以治愈病牙。

轻度放射性骨坏死可以采用清创术、抗生素和超声波进行保守治疗。局部用抗生素（例如四环素）或消毒剂（例如氯己定）可能有助于伤口愈合。如有可能，用黏膜覆盖暴露的骨质，并且去除坏死的骨质，控制疼痛的镇痛药常常有效。当骨坏死范围较广时，常采用根治性切除术，随后进行微血管重建。

高压氧治疗通常用于有风险的患者或发生下颌骨放射性坏死的患者（第十四章）。然而现有数据关于高压氧治疗在预防和治疗放射性骨坏死方面的临床益处尚存争议。

据报道,高压氧治疗可增加照射组织的氧合作用,促进血管生成,增强成骨细胞再增殖和成纤维细胞功能。高压氧治疗通常规定在 100%氧气和 2~2.5 个标准大气压的压力下进行20~30 次。如果需要手术,建议进行 10 次高压氧治疗。但并非所有需要高压氧治疗的患者都可以接受此治疗,因为可提供高压氧治疗的单位较少且治疗费用高昂。

在拔牙或牙科手术之前,患者应告知牙医曾接受过放射治疗。如果牙齿处于高剂量放射治疗的区域,建议在行牙科治疗前后应用高压氧治疗来预防骨质坏死。咨询放射治疗医师可以帮助确定先前放射治疗暴露的程度。

牙病预防可以降低放射性骨坏死的风险。特殊的氟化物治疗可以帮助解决口腔问题,同时辅以刷牙、使用牙线和由牙科医师进行定期清洁。

家庭牙科护理常规措施包括:

- 每餐后用牙线清洁牙齿并用牙膏刷牙。
- 每天用舌刷或软毛牙刷刷舌一次。
- 每天用苏打水漱口。小苏打有助于碱化口腔,一茶匙小苏打添加到 12 盎司(约 360mL)的水中,苏打水可用一整天。
- 每天使用一次含载体剂的氟化物,氟化物载体剂由专业牙医定制,该载体剂含 1.1%的氟化钠或 0.4%的氟化亚锡。氟化物载体涂在牙齿上 10 分钟,使用氟化物后,30 分钟内不要冲洗、喝水或进食。

口腔黏膜坏死

对接受过放射治疗的头颈恶性肿瘤患者来说,组织坏死(细胞死亡)和放射治疗后继发感染是一种严重的并发症。急性反应通常累及口腔黏膜,慢性反应常常指因血管炎症及瘢痕形成引起血液和氧气供应不足最终导致骨和黏膜受损。而组织损伤及骨坏死继发的感染使该过程进一步恶化。

软组织坏死可以发生在口腔内任意黏膜表面。尽管也有自发损伤的可能性,这类损伤常与经久不愈的软组织坏死灶相关。软组织坏死起始于黏膜表面的溃疡性损伤,且可以向表面和深层恶化,伴有疼痛通常会让症状加重,而且还可能继发感染。

营养不良可能会导致伤口愈合不良甚至形成慢性开放性伤口,称为软组织坏死。这是所谓的继发性迟发效应。其他伴随的迟发效应包括黏膜瘢痕形成(创伤愈合过程中形成)和黏膜顺应性丧失,进而导致慢性吞咽困难。

颈面部纤维化和牙关紧闭

头颈部高剂量的放射治疗会导致颈面部纤维化。头颈手术会加重这种情况,颈部肌肉可能变得像木头一样僵硬并且活动受限。根据治疗部位的不同,皮肤和皮下组织、肌肉或其他器官也有可能会出现放射治疗后纤维化。放射治疗引起的纤维化可能导致毁容和组织功能损伤,最终导致患者生活质量下降。

咽和食管也可能发生迟发性纤维化,导致狭窄或颞下颌关节损伤。患者可以在医师指导下进行物理干预治疗,如下颌伸展运动和使用能够降低纤维化严重程度的假体类辅助器具。在出现功能障碍之前进行干预是很重要的,如果已经出现临床功能障碍,可以考虑进行以下几种治疗方法:稳定咬合、触发点注射和其他疼痛管理策略、肌肉松弛剂和三环类药物。

随时间推移,咀嚼肌的纤维化可导致张口困难(牙关紧闭)。随着放射治疗剂量的累积,张口困难的发生率增加,放射治疗累积剂量超过 60Gy 更容易引起张口困难。患者常感觉吃东西变得更加困难,但咬合不受影响。血管丰富的颞下颌关节和咀嚼肌经过放射治疗后往往会引起张口困难。慢性张口困难逐渐导致局部肌肉纤维化。

牙关紧闭会影响口腔正常护理和治疗，并可能导致言语、吞咽障碍。强迫开口、下颌锻炼或使用动态开口装置（Therabite™）可能会有所帮助。这种装置在放射治疗期间越来越多地被用来预防牙关紧闭。Therabite 系统的好处之一是它不仅可以伸展锻炼导致牙关紧闭的连接组织，还可以使颞下颌关节适当活动，从而处理继发性的疼痛和紧绷。

早期治疗牙关紧闭有可能预防或最大程度地降低不良后果。随着症状越来越严重并且很可能是不可逆的，及早治疗显得尤为迫切。

各种各样的医疗器械都可用于治疗牙关紧闭，由于每种器械的价格相差很大，且因很多器械需为患者进行个性化定制而导致治疗费用增加。因此可以让患者选择按日或按周租用主动运动装置。

这些工具包括：

- 戴在头上的罩子。
- 置于牙齿之间的重弹簧。
- 置于中切牙间的螺钉。
- 置于牙齿之间的液压灯泡。
- 最常用的治疗方法是使用压舌板。将其堆叠，夹在牙齿之间，试着慢慢张口。

肌肉紧张常会引起头痛，甚至偏头痛。肌纤维化的治疗通常可以减轻和减少这种头痛发生的程度和频率。

通过锻炼可以减少颈部紧缩感并增加颈部活动度。患者需终生进行这些训练以保持良好的颈部活动度，特别是因放射治疗引起的强直更应如此，经验丰富治疗师的理疗对减少纤维化也是很有帮助的。干预越早，预后越好，多数社区都有这方面的理疗专家。

接受过手术或两次放射治疗的患者，头颈部纤维化更加常见。放射性纤维化后也可能引起皮肤和皮下组织的不适或淋巴水肿。

激光照射是一种新的治疗方法，可以用来减轻淋巴水肿、纤维化和颈部肌肉僵硬。该方法使用一种低能激光束，激光束穿透组织被细胞吸收并改变其代谢过程，全程由经验丰富的理疗师操作。光束由 LTU-904 便携式激光治疗仪产生。

纤维化引起吞咽功能障碍的患者，尤其是那些接受手术和/或化学治疗的患者常常需要调整饮食、咽部锻炼或吞咽训练。吞咽练习被越来越多的作为一种预防措施。

口咽部分或全狭窄可在严重病例中发生（见第十一章"下咽及食管狭窄"部分）。

伤口愈合问题

部分患者术后可能会出现伤口愈合不良，特别是在接受过放射治疗的部位。有些可能会出现瘘管（咽喉与皮肤之间的异常通道）（见第十一章）。愈合较慢的伤口可以用抗生素或换药治疗。

皮肤病变或皮肤癌

曾患严重皮炎的患者可能会出现炎症反应，这种炎症反应可能发生在放射治疗后几周甚至几年。晚期或慢性放射性皮炎通常发生在放射治疗后数月至数年。特征为皮肤纤维化、皮肤颜色轻微改变或轻度肿胀、萎缩以及浅表血管扩张（毛细血管扩张）。

接受放射治疗的患者可能会出现放射性皮炎，发生率约为9%。放射性皮炎由放射治疗区域的炎症引起的，皮肤表面出现发红、肿胀和/或起泡样的皮疹。皮疹常伴疼痛，类似于严重的晒伤（见第三章放射治疗的早期副作用部分）。

放射治疗的部位常出现毛发脱落（见上文）。

放射治疗使患者照射区域皮肤癌患病风险增加，其中基底细胞癌和鳞状细胞癌最为常见。因此,应定期去皮肤科就诊,当发现放射治疗部位皮肤纹理、颜色有任何变化或者任何新病变时,应提醒医生注意以便进一步评估。

淋巴水肿

皮肤淋巴管阻塞导致淋巴水肿。严重的咽喉或喉头水肿可能会影响呼吸,甚至需要临时或长期的气管切开。淋巴水肿、狭窄和其他功能障碍易导致患者误吸和需要鼻饲管协助进食(见第五章"淋巴水肿")。

甲状腺功能减退

放射治疗很可能引起甲状腺功能减退。其发病率不一,与剂量相关,并可随时间加重(见第十二章"甲状腺功能减退及其治疗")。

神经损伤

颈部放射治疗也可影响脊髓功能,导致自限性横贯性脊髓炎,称为"莱尔米特征"。患者曲颈(屈曲)有电击感。这种情况很少会发展成"Brown-Séquard综合征"(由脊髓侧切引起的感觉和运动功能丧失)那样严重的真正横贯性脊髓炎,并常在1年内恢复。

放射治疗可能会导致神经损伤引起的神经性病变,但症状常在几年后出现。放射治疗还会导致周围神经系统功能障碍,主要由软组织的外部纤维化和由纤维化引起的血供减少引起。周围神经病变(见第四章,"化学治疗引起的周围神经病变")是当大脑和脊髓外部的神经,即外周神经系统受损时引起的一种疾病。不同神经受损会引起相应不同的感觉障碍,尤其是手和足(如麻木、刺痛或疼痛),肌无力和器官功能障碍(即便秘、头晕)。

针灸治疗可能会缓解周围神经性病变。

外周和自主神经系统的损伤可能会引起患者体位性低血压（从坐位或卧位站立时血压下降），导致头晕症状。

头颈恶性肿瘤的放射治疗对患者的认知功能有轻度不良影响。

眼损伤

1. **白内障** 放射治疗可引起白内障，常位于后囊下，有时位于晶状体的皮质层。值得注意的是，许多其他复杂的危险因素同样能导致晶状体混浊，包括年龄、糖尿病、使用皮质类固醇激素、吸烟和紫外线。虽然该领域进行了很多研究，但放射治疗引起白内障的确切机制还不明确。

大量研究表明，1Gy 以下的放射治疗剂量就有发生晶状体混浊的风险，阈值为 0~0.8Gy。然而，国际放射防护委员会最近明确患者可以接受不高于 0.5Gy 的放射治疗剂量。

放射治疗引起的眼睛损伤出现显性症状可能需要几年甚至几十年。在数 Gy 较高剂量照射下，几年内就可能发生晶状体混浊；然而，在较低剂量和剂量率（< 1Gy）下，晶状体混浊可能发生在多年后。潜伏期与剂量呈反比。

治疗白内障的唯一方法是手术。这包括去除浑浊的晶状体，使晶状体后囊完好无损。植入人工晶状体，因此在术后无需佩戴特殊的眼镜。只有当患者晶状体混浊导致失明医生才会建议手术。

2. **辐射性视网膜病变** 辐射性视网膜病变是暴露于任何辐射源后的并发症。鼻咽、鼻窦或眼眶肿瘤放射治疗后尤为常见。研究表明放射治疗剂量越高辐射性视网膜病变的发生风险越高。放射治疗剂量大于 45Gy 使视网膜病变发生率显著增加。

糖尿病、高血压、同步化学治疗和妊娠等合并症与辐射性视网膜病变的风险增加有关。

在外照射和超分割放射治疗过程中适当的避免眼结构照射可降低辐射性视网膜病变的发生率。

早期或轻度视网膜病变可能无症状。其他患有更严重疾病的患者可能会出现视力下降或飞蚊症。

治疗方法包括玻璃体内注射人源化血管内皮生长因子（Bevacizumab）单克隆抗体、玻璃体内注射曲安奈德、黄斑激光光凝术、扇形散射和全视网膜激光光凝术、光动力治疗、高压氧和口服己酮可可碱。晚期增生性辐射性视网膜病变并发玻璃体积血和／或牵拉性视网膜脱离可能需要玻璃体切割术。

耳部受损（耳毒性）和听力损失

放射治疗后常见的主诉是耳闷、耳痛、听力下降、耳鸣和头晕。头颈恶性肿瘤患者接受放射治疗后出现听力损失的可能性更大，并且由于放射治疗效应而更容易致听力损失。放射治疗剂量与耳毒性成正比，当累积剂量达到 60Gy 即可产生明显的耳毒性。

放化疗可引起进行性听力下降，特别是接受静脉化学治疗的患者，治疗结束后平均每 4.5 年下降 5dB。

耳部的辐射可能会导致浆液性中耳炎（分泌性中耳炎）。因为中耳积液而出现暂时性听力下降。这种耳聋是传导性聋，并且是可逆的。高剂量的放射线会导致感音神经性听力损失（对内耳、听神经或前庭的损害），这种损伤是不可逆的。前庭的损伤可引起头晕和眩晕。

头昏、眩晕和头痛

头昏、头晕和头痛可能是头颈部放射治疗的晚期副作用之一。头颈部放射治疗可引起周围和自主神经系统受损，进而出现进行性发展的低血压（直立性低血压），具体表现为从坐位或卧位站立时出现头晕。其可通过缓慢站立、穿着弹力袜、功能锻炼和多饮水来预防。患者最好咨询自己的医生,以预防和治疗该副作用。

人体的空间感觉是通过大脑整合来自中耳、眼睛和身体肌肉和关节的信息产生的。不幸的是,放射治疗几乎总是导致头颈部肌肉纤维化,且偶尔也会损害中耳。放射治疗后出现头昏眼花及头晕的感觉可能是因为在某些患者中一些错误的或者矛盾的信息发送给小脑(控制身体平衡的脑组织)产生的。

头昏眼花和头晕的症状可以通过物理治疗来改善。其中包括前庭康复和对纤维化肌肉进行伸展训练以减少颈部僵硬,并增加头颈部的活动度。患者需终身进行这些锻炼以保持良好的颈部活动度。

前庭康复治疗是通过运动来促进中枢神经系统对内耳功能障碍的代偿,也包括对身体其他部位(眼睛、皮肤、肌肉、关节等)发送到大脑的错误信息的代偿。

眩晕和头昏可由各种原因引起,应由医生和专科医师(例如神经科医师、耳鼻咽喉科医师)进行评估。

肌紧张和纤维化常可引起头痛,并最终导致偏头痛。治疗肌纤维化可以减轻和减少头痛发生的频率。

颈部结构受损

放射治疗后常出现颈部水肿和纤维化。时间长了,水肿组织会变硬,导致颈部僵硬。损伤还包括颈动脉狭窄、卒中、颈动脉破裂、咽瘘(后两者与手术相关)以及颈动脉压力感受器损伤导致永久性和阵发性(突然和再发性)高血压。

1. **颈动脉狭窄和颈动脉破裂** 颈动脉向大脑供血。颈部放射治疗与颈动脉狭窄相关但鲜有发生颈动脉破裂;包括喉切除患者癌在内的头颈恶性肿瘤患者具有重大发病风险。患者在放射治疗结束后的第一年应进行超声筛查,随后每2~3年重复超声检查,怀疑颈动脉狭窄时可以帮助早期诊断。吸烟会增加颈动脉狭窄的发病风险。放射治疗后卒中的累积风险为12%，但颈动脉引起的卒中和短暂性脑缺血发作并不总出现显性症状。在发生卒中或严重出血之前，尽早诊断颈动脉狭窄或发现即将破裂的颈动脉至关重要。

狭窄可以通过超声和血管造影来诊断。治疗方法包括去除堵塞物（动脉内膜切除术）、放置支架（放置在动脉内的小型装置使动脉扩张）或假体颈动脉旁路移植术。

有证据表明通过物理和放射线检测方法能够提前发现颈动脉破裂。具有颈动脉破裂高风险的患者也应进行血管内支架植入术。

2. 压力感受器损伤引起的高血压　头颈部的放射线照射会损伤位于颈动脉的压力感受器。这些压力感受器通过检测血管中的压力来调节血压，并向中枢神经系统发送信息，以增加或减少外周血管阻力和心排血量。一些接受过放射治疗的患者会发生不稳定或阵发性高血压。

不稳定性高血压：在这种情况下，患者白天的血压波动比平常要大得多，可以从相对低的水平（如120/80mmHg）迅速升高（如170/105mmHg）。这些波动大都是无症状的，但可能造成头痛。血压升高常与压力或情绪困扰相关。

阵发性高血压：患者表现出血压突然升高（可能大于200/110mmHg），并与头痛、胸痛、头晕、恶心、心悸、潮红和出汗等令人不快的症状突然发作相关。每次发作可以持续10分钟到几个小时，可能每隔几个月发生一次，甚至每天发作一次或两次。在发作间歇，血压正常或轻度升高。患者通常无法找出导致发作的显性心理因素，需要排除也可能引起血压波动的疾病（如嗜铬细胞瘤）。

以上两种情况都很严重，应该予以临床干预，且应由有经验的专科医师来治疗。

继发性肿瘤

尽管放射线被用于治疗肿瘤,但矛盾的是,高剂量和更长的治疗周期会增加致癌风险。继发性肿瘤可能与原发肿瘤大不相同,包括局部癌症,如皮肤癌、纵隔癌、口腔癌和甲状腺癌,以及全身性肿瘤,如淋巴瘤、肉瘤和白血病。医生和专科医师(即皮肤科医师)密切随访患者对于发现继发性肿瘤至关重要。

(译者:燕　丽　王　丽)

第四章 头颈恶性肿瘤化学治疗副作用

大多数转移性或晚期复发性头颈恶性肿瘤患者需要接受化学治疗联合支持治疗。选择何种特定化学治疗药取决于患者曾用过的化学治疗药的种类以及需要保护何种靶器官。支持治疗包括预防感染（由重度骨髓抑制引起的）和保证充足的营养。

不同化学治疗药杀灭肿瘤细胞的机制不同。往往选择那些临床试验已经证实有效的药物。可供选择的治疗方案包括单药或与传统细胞毒性化学治疗和／或分子靶向药物联合使用。化学治疗是周期性给药，治疗和休息期交替进行。整个疗程可持续数月甚至更长时间。

常用于治疗头颈恶性肿瘤的药物包括：顺铂、卡铂、氟尿嘧啶、羟基脲、紫杉醇、多西他赛以及表柔比星。其他不太常见的药物包括：吉西他滨、长春瑞滨、伊立替康、氨甲蝶呤、依达曲沙以及异环磷酰胺。西妥昔单抗、凡德他尼、曲美替尼和贝伐单抗是较新的药物，其能够靶向某些头颈恶性肿瘤细胞中特定受体分子。

https：//stanfordhealthcare.org/medical-treatments/c/chemotherapy/side-effects/drugs-sideeffects.html

化学治疗药通过抑制肿瘤细胞的生长而在全身起作用。给药方式有静脉给药（最常见）、肌肉注射和口服给药。头颈部恶性肿瘤的化学治疗常与放射治疗同步进行（同步放化疗）。也可以作为辅助化疗或新辅助化疗。

辅助化疗用于术后治疗，能够降低肿瘤复发风险，并杀死可能扩散的癌细胞。新辅助化疗用于术前，通过缩小肿瘤，从而使其更容易切除。放化疗前给予的化学治疗称为诱导化疗。

化学治疗副作用

化学治疗引起的副作用有个体差异性。有些患者副作用小，而有些患者副作用大。许多患者的副作用直到化学治疗结束才出现且不会持续太久。

化学治疗可能会导致一些暂时和长期的副作用。当放射治疗和化学治疗联合使用时副作用会更严重，但治疗结束后通常会逐渐消失。

副作用取决于使用的化学治疗药类型。副作用发生是因为化学治疗药会杀死所有增殖活跃的细胞，其中包括消化道细胞、毛囊和骨髓（其产生红细胞和白细胞）以及癌细胞。

较常见的副作用为恶心、呕吐、味觉改变、腹泻、口腔溃疡（黏膜炎，引起吞咽困难及口咽反应敏感）、抵抗力差、贫血、脱发、全身疲劳、手脚麻木（神经病变）、听力损失、肾损伤、放射性皮炎、出血、乏力和平衡问题。肿瘤科医生和其他专科医生会观察并治疗这些副作用。

抵抗力下降

化学治疗可以使白细胞暂时性下降（中性粒细胞减少症），患者更容易发生感染。

一般发生在化学治疗开始后 7 天左右，且通常在化学治疗后 10~14 天最严重。这时，血细胞通常开始逐渐稳定增加，并在下一个化学治疗周期前恢复正常。发生感染的症状包括发热超过 38℃，或突然感到不适。在下个化学治疗周期前，进行血常规检测以确定白细胞是否恢复正常。血细胞恢复正常才能进行下次化学治疗。

淤血或出血

化学治疗可能导致淤血或出血，因化学治疗药抑制了促使血液凝结的血小板的产生。当患者出现鼻出血，皮肤表面淤斑、皮疹或牙龈出血等症状，表明可能已经出现血小板减少。

贫血

化学治疗可导致贫血（红细胞数量下降）。患者通常感到疲倦和呼吸困难。严重贫血可以通过输血或服用促进红细胞生成的药物治疗。

肾功能损伤（肾病）

许多化学治疗药可引起各种肾脏疾病。这些药物可能损伤肾脏的肾小球、肾小管和间质。患者可有多种临床表现，从血清肌酐的无症状升高到需要透析的急性肾衰竭。

脱发

部分化学治疗药会引起毛发脱落。化学治疗结束后大约 3~6 个月，毛发几乎都会恢复生长。在这期间，患者可以穿戴假发、头巾、帽子或围巾。

以下方法可以最大限度地减少因脱发引起的挫败感和焦虑。

1. **治疗前**
- 不要漂白、染发或烫发。
- 请勿使用卷发器和烫发棒等加热设备烘干头发。
- 可以考虑剪短发。短发往往比长发更显头发多。

● 可以考虑穿戴假发、围巾或其他头巾。在国外，如果医生给患者开出处方，假发的费用可以通过医疗保险报销。

2. **治疗期间**

● 使用软刷。

● 经常用温和的洗发水洗头。

● 剃光头。有患者提出化学治疗期间感到头皮发痒、敏感和疼痛，当出现脱发时他们会觉得易怒。剃光头能够减少毛发刺激、避免脱发的尴尬。有些男性患者剃光头是因为他们觉得这比他们可能发生的斑片状脱发好。

● 化学治疗期间头皮可能比较敏感，容易受到严寒或烈日的刺激，因此用防晒霜或头套可以保护头皮免受阳光或冷空气的侵袭。

3. **治疗后**

● 新生的头发较脆弱，容易因头发造型或加热设备受损，所以应继续使用温和的头发护理。

● 在头发生长恢复期间不要染发或漂白。过早染发或漂白可能会损伤新的头发和刺激敏感的头皮。

● 要有耐心。头发会慢慢长出来，不会马上看起来正常。头发生长需要时间，恢复到治疗前的状态需要一段时间。

听力损失

听力损伤是铂类化学治疗药（如顺铂）常见的一种副作用。相关症状包括耳鸣。听力损失最开始出现在高频区，常远高于言语识别的范围。这时患者通常不知道已经出现损伤，直到耳毒性已经不可逆地影响耳蜗毛细胞和内耳的其他关键部位。

放化疗可导致进行性听力损失，特别是接受静脉化学治疗的患者，治疗结束后 4.5 年听力平均下降 5dB。建议患者在接受铂类化学治疗前进行听力检测，然后在整个治疗过程中进行重复检测。

口疮（黏膜炎）、鹅口疮和口腔溃疡

一些化学治疗药会引起口疮（黏膜炎），并可能影响咀嚼和吞咽、导致口腔出血、吞咽困难、脱水、胃灼热、呕吐、恶心以及对刺激（咸味、辛辣和冷、热食物）敏感。此外还可引起化学治疗相关的口腔溃疡（口炎）和鹅口疮，导致进食困难。

抗代谢药，例如氨甲蝶呤和氟尿嘧啶，能够导致因口咽和食管溃疡引起的吞咽困难。此外，旨在提高放射治疗效果的放射增敏剂也增加了放射性黏膜炎的副作用（见第三章）。

镇吐药能够治疗恶心呕吐。定期漱口也可以起到辅助作用。这些副作用会影响患者吞咽功能和营养状况。因此，用营养饮料或汤来补充饮食很重要。营养师的建议可能有助于患者保持充足的营养。黏膜炎可导致患者营养不良。那些因化学治疗副作用导致体重减轻或反复发生脱水的患者可能需要通过胃造口进食。

日常护理措施包括保持口腔卫生、调整饮食结构和使用局部麻醉药联合抗酸和抗真菌混悬剂（"鸡尾酒"）。应避免辛辣、酸性、尖锐或热的食物以及乙醇。有可能发生继发性细菌、病毒（疱疹）和真菌（念珠菌）感染。可能需要控制疼痛（使用阿片类药物或加巴喷丁）。

预防和护理鹅口疮见预防保健章节（见第十三章）。

味觉改变（味觉障碍）

化学治疗和放射治疗可以使味觉减弱，因为它们会影响舌和鼻上皮黏膜的感觉受体。其他可能导致味觉改变的因素包括化学治疗药的苦味、口腔卫生状况差、感染和黏膜炎。这些副作用可以进一步影响食欲并导致体重减轻。

尽管在某些情况下味觉恢复不完全，但大多数患者的味觉改变和舌疼痛在 6 个月内逐渐消失。许多患者会发生永久性改变味觉。

在大多数情况下，没有针对味觉问题的具体处理措施。

以下措施能够帮助患者应对味觉改变：

- 尽量选择那些味道和气味好的食物。
- 使用排风扇、在室外烧烤架上烹饪、购买熟食消除烹饪气味或食用冷的或常温食物。
- 凉的或冰冻的食物可能比热的食物口味更好。但对于那些接受奥沙利铂（Eloxatin）化学治疗的患者来说并非如此，这些患者难以摄入任何凉的食物。
- 使用塑料器皿和玻璃炊具来减少金属味道。
- 尝试无糖、薄荷口香糖或硬糖（含有薄荷、柠檬或柠檬等香精）以掩盖口中的苦味或金属味道。
- 如果觉得红肉味道不好，可以尝试其他蛋白质来源食物（如家禽、鸡蛋、鱼、花生酱、豆类或奶制品产品）。
- 用果汁、甜酒、沙拉酱或其他调味汁腌制肉类。
- 用草药、香料、糖、柠檬或调味汁调味食物。
- 化学治疗前 1~2 小时和化学治疗后 3 小时内禁食，以防发生由恶心呕吐引起的厌食。此外，化学治疗之前不吃喜欢的食物以免对这些食物的厌食。
- 饭前用盐和小苏打溶液（1 杯温水中加入半茶匙盐和半茶匙小苏打）漱口，有助于消除口气。
- 经常刷牙，每天使用牙线清洁，保持口腔清洁健康。
- 补充硫酸锌，有助于改善某些患者的味觉。但在服用任何膳食补充剂之前，应该咨询他们的医生，特别是在治疗期间。

恶心、呕吐

化学治疗引起的恶心、呕吐会令人非常痛苦。这是所有化学治疗药的共同问题。它可以是急性的（在化学治疗 1~2 小时内开始,4~6 小时内达到高峰);延迟性的(在 24 小时内开始);慢性或预期性的(在治疗之前发生)。

治疗方法包括药物和旨在预防和治疗恶心、呕吐的针灸。针灸可以用来缓解因化学治疗或其他抗肿瘤药引起的恶心。电子手环是一种腕带,可以给手腕上的穴位施加压力,有助于减少化学治疗或手术引起的呕吐。

放射治疗后回忆反应性皮炎

"放射治疗后回忆反应"也被称为"放射治疗后回忆反应性皮炎"是一种炎症反应。发生在患者放射治疗后接受化学治疗时。其发生率约为 9%。其症状是由先前放射治疗区域中的炎症引起的。该反应的特征是以皮肤发红、肿胀和 / 或起泡为代表的皮疹。皮疹通常伴疼痛,类似于严重的晒伤。

最常见的与放射治疗后回忆反应性皮炎相关的化学治疗药包括:多西他赛、紫杉醇、吉西他滨、卡培他滨和阿霉素。

首要治疗方法为消除引起炎症反应的诱因(即中止化学治疗药的使用),主要的治疗方法为支持治疗,如使用皮质类固醇和抗炎药物。

遗憾的是,我们很难预测哪些患者在放射治疗后会对特定的化学治疗药产生炎症反应。当放射治疗和化学治疗的间隔时间较长时,放射治疗后回忆反应发生的可能性较低。然而,相比"放射治疗后回忆反应",其他一些因素在决定化学治疗时机方面更为重要。

化学治疗引起的周围神经病变

周围神经的疾病是化学治疗常见的并发症。化学治疗可引起外周感觉神经和运动神经变性,并引起患者出现感觉障碍、平衡障碍或无力。

特定类型的化学治疗药,特别是高剂量的化学治疗药会损伤末梢神经。这些药物包括：硼替佐米、铂剂（包括顺铂、奥沙利铂和卡铂）、紫杉烷（包括多西他赛和紫杉醇）、沙利度胺、长春花生物碱（包括长春新碱、长春瑞滨和长春碱）。化学治疗引起的周围神经病变的治疗方法包括停止或降低抗肿瘤药的剂量。目前，没有证据表明通过药物、维生素或补品可以帮助患者避免神经病变。

1. **周围神经病变**　有三种类型的外周神经可能会受到损伤，引起各种各样的症状。

（1）感觉神经：周围神经病通常会影响手足的触觉和感觉。多数人会感到刺痛、烧灼、捏、锐刺、嗡嗡的"触电"感或麻木。通常从足趾或手指开始，沿着手足向身体的中心部位发展。常感觉穿着紧的手套或长袜（袜套感）。当患者触摸某物时，手或足的不适感可能更明显。此外，足上的物体（如鞋或床罩）可能会引起疼痛。感觉的丧失可能会使患者难以感受到冷热温度或察觉到受伤。另一个症状是丧失位置感，即人的手足在空间的位置。这会使患者的行走或拾取物体变得困难，特别是在黑暗的房间或进行精细操作时。

（2）运动神经：这些神经在脑和肌肉之间传递信息。这些神经的损伤可能会导致行走不便，四肢可能会感到沉重或无力，导致平衡和协调障碍。难以运动手和手臂，因此，日常生活如刷牙会变得更加困难。此外，还可能会出现肌肉痉挛和四肢无力。

（3）自主神经：其控制着不自主的身体功能，如血压、肠和膀胱功能。症状包括无法正常出汗，胃肠问题，如腹泻和便秘，头晕或头昏，吞咽困难和性功能障碍。

对一些患者来说，化学治疗引起的周围神经病变只是一个小问题，他们已经学会应对。然而，对其他部分患者来说，可能会很严重以至于会导致化学治疗暂停或药物减量。应该鼓励这些患者与他们的医生或他们医疗团队成员进行沟通，使他们能够帮助患者减轻这些症状。

2. 持续性神经性疼痛 这可能成为一个长期的问题。治疗方法包括减轻副作用(也称为对症治疗),并提供缓和照顾。医生需要根据病因和症状采取对应的治疗手段。随着时间的推移,很多患者在几个月或几年内完全康复。但有时,这种症状难以改善,可能需要长期治疗。

有很多方法可以缓解症状:

(1)药物治疗:虽然药物可以缓解疼痛,但不能逆转神经病变,也不能减轻麻木。治疗神经性疼痛最常见的药物是抗惊厥药和抗抑郁药。建议使用非处方镇痛药治疗轻微疼痛。处方类非甾体抗炎药或强效镇痛药可用于治疗严重疼痛。局部治疗,如利多卡因贴剂和乳膏,也可能有所帮助。但医生应根据特定的临床情况和神经性病变的病因使用特定的药物。

(2)营养:富含 B 族维生素(包括维生素 B_1 和 B_{12}),叶酸和抗氧化剂的饮食可能有助于控制神经性病变。建议饮食均衡,避免饮酒过量。

(3)物理和/或职业疗法:物理和/或职业疗法可以保持肌肉强壮并改善协调和平衡功能。治疗师通常会推荐可以帮助完成日常活动的辅助设备。经常锻炼也可能有助于减轻疼痛。

(4)辅助医疗:按摩、针灸和放松技巧可能有助于减轻疼痛并减轻精神压力。

在严重疼痛的情况下,患者可能会被转诊到疼痛管理诊所接受多学科疼痛治疗方法。具有严重平衡问题的患者常常从平衡(前庭)康复治疗中受益。

家庭安全非常重要。以下建议可能有助于感觉或运动障碍患者避免在家中受伤:

- 所有房间、走廊和楼梯保证良好的照明。
- 在楼梯的两侧安装扶手。
- 拆除可能导致人员绊倒或滑倒的小地垫和任何其他

杂物。

● 在淋浴间安装扶手或在浴缸中安装把手，并铺设防滑垫。

● 使用温度计检查水温是否低于43℃（约110℉），或设置热水器。

● 及时清理溢出的水或液体。

● 使用不易碎的餐盘。

● 洗碗时或烹饪时使用隔热垫和橡胶手套。

● 开车时，确保可以充分感受到制动踏板和转向并且可以快速将脚从油门踏板移动到制动踏板。

● 条件允许的话，在房间与房间之间使用手杖或助行器。

注意力、思维和记忆障碍（认知障碍）

许多接受化学治疗的患者都会出现注意力、思维或短期记忆障碍（认知障碍）。但疼痛、其他药物、情绪状态和其他医疗因素也可能会引起这方面问题。

可以阅读第三章中"注意力、思维和记忆力障碍（认知障碍）"部分。

疲倦

每个患者对化学治疗的反应不同。有些患者在治疗过程中能够正常生活，而另一些患者会发现自己变得非常虚弱、疲倦，动作变得缓慢。任何化学治疗药都可能引起疲劳。它可以持续几天或持续到治疗结束。如长春新碱、长春碱、顺铂等药物常引起疲劳。

详细信息，请参阅第三章中的疲劳部分。

（译者：王　丽）

第五章 头颈恶性肿瘤手术及放射治疗后的颈部淋巴水肿、肿胀、疼痛及感觉迟钝

淋巴水肿

淋巴管从组织中引流淋巴液,使淋巴细胞分布于全身组织器官。淋巴水肿是由于淋巴系统受损导致的局部淋巴液淤积和组织肿胀。

淋巴水肿是头颈恶性肿瘤放射治疗和手术后的常见并发症,其特征是细胞间质中富含蛋白质的液体异常积聚,引起慢性炎症和受影响组织的反应性纤维化。

放射治疗所产生的瘢痕会影响淋巴管的功能。切除肿瘤的同时通常会将颈部淋巴结一并切除,而在这个过程中常常会破坏局部淋巴液引流及切断部分神经。然而,上述破坏往往是永久性的,造成淋巴液引流受阻从而引起局部组织肿胀。如同排水系统损坏后的洪水泛滥一般,手术创伤造成局部淋巴液得不到充分引流,以及因神经损伤引起的局部皮肤麻木(常常见于颈部、下颌及耳后)。最终,部分淋巴液不能重新进入体循环并积聚在组织中。

气候潮湿和高海拔会加重淋巴水肿。高湿度使得机体难以排汗,因而更多的液体可能积聚在体内加剧淋巴水肿。另一方面,高海拔地区气压较低,这可能会导致病情恶化。

头颈恶性肿瘤并发淋巴水肿主要分为两种类型:一种为外

部可见的皮肤及软组织肿胀，另一种为内部的咽喉黏膜水肿。淋巴水肿通常起病缓慢并逐渐加剧，主要表现为皮肤钝痛及沉重感，很少引起严重疼痛，并伴随局部皮肤改变。

淋巴水肿分期：

0期：潜伏期，无可见与可触及的水肿。

1期：富含蛋白质的淋巴液聚集，呈凹陷性水肿，抬高肢体可改善。

2期：逐渐加剧的凹陷性水肿，结缔组织增生（纤维化）。

3期：无凹陷性水肿，组织纤维化、硬化及皮肤改变。

头颈部淋巴水肿可能造成的某些功能损伤包括：

- 呼吸困难。
- 视力减退。
- 活动受限（颈部活动受限、牙关紧闭、胸闷）。
- 感觉减退。
- 言语、发音和吞咽等问题（无法使用人工电子发音器、发音困难、流涎、进食时食物从口中流出）。
- 情绪问题（抑郁、挫折、尴尬）。

然而，随着淋巴管再生，引流系统得以重建，局部组织水肿能够逐渐缓解。理疗师可以协助促进患者淋巴回流，加速水肿消退。康复治疗同时可以避免该区域永久性水肿和纤维化。

淋巴水肿的治疗包括：

- 手法淋巴引流术（面颈部、深部淋巴结、躯干部、口腔）。
- 弹力绷带或弹力服加压。
- 治疗性运动。
- 皮肤护理。
- 弹性治疗带。
- 肿瘤康复治疗。

利尿剂、手术切除（减积手术）、吸脂术、压迫泵和抬高头位对缓解淋巴水肿无效。一项小型临床试验发现，针灸对淋巴水肿患者是安全的，特别在当针头未进入淋巴水肿区时。

理疗师手法治疗能够促进淋巴引流，有助于减轻淋巴水肿。淋巴引流手法是经过专业培训的康复治疗师进行的类似按摩的技术。通过温和的皮肤按摩，促使周围淋巴液进入血液循环系统，以增强皮下淋巴管的收缩及舒张功能，并重新激活部分失用淋巴管。适当的运动和锻炼对淋巴引流同样重要。

理疗师指导头颈部淋巴水肿的患者在家中使用无弹性的绷带和加压服，利用压力增进患处淋巴回流并且避免再次水肿。绷带应该依照治疗师的指导方式进行缠绕。根据不同的淋巴水肿部位，还有一些不同的治疗方式可以增进舒适度与减少颈部压迫的副作用。

患者应长期坚持减少颈部僵硬、增加颈部活动度的运动以维持治疗效果，特别是一些放射治疗相关的颈部僵硬更应如此。如果出现淋巴水肿纤维化，仍应该接受康复治疗师治疗，越早干预，效果越好。

新方法使用激光来解决淋巴水肿、纤维化与颈部肌肉僵硬。此方法由理疗师使用低能量的激光穿透患处组织，改变细胞代谢过程。这种激光仪器称为便携式激光治疗机。这种治疗方式可以减少头颈部淋巴水肿并增加颈部活动度。治疗时会将激光射在颈部数个区域，照射大约 10 秒，全程无痛。

大多数社区会有专门治疗淋巴水肿的理疗师，向您的主刀医师咨询理疗是否能够改善您的淋巴水肿。

术后皮肤麻木感

切除肿瘤时，常会同时切除颈部淋巴结或腺体，支配下半部颌面部与颈部的神经也常会被一并切除，此时由上述神经支配的区域就会产生麻木感。一些麻木的区域可能会在术后数月逐渐恢复正常感觉,但是某些区域的麻木感可能不会消失。

大部分患者会逐渐习惯皮肤麻木感,也能避免皮肤受到尖锐物、冷、热等伤害。可以通过使用电动剃须刀剃须以避免损伤受累区域。

皮肤麻木的区域应使用防晒乳或防晒服保护,也可以使用围巾避免冻伤。

手术与放射治疗后肩颈疼痛

在头颈手术后,经常会发生肩部、颈部、面部和下颌的活动受限,通常是因为此区域的肌肉、神经、淋巴与血管被手术切除以及放射治疗的影响。治疗后出现的肌力降低、瘢痕组织、淋巴水肿等,都属于治疗相关的常见并发症,可能不会消失,并且影响患者颈部与肩部的健康。

因为支配面部、颈部、肩部的神经组织与淋巴组织相近,手术常会损伤甚至无法保留神经组织,有时为了完整切除肿瘤,可能需要特殊处理或切除面神经或副神经。切除神经可能会影响面部、颈部、肩部等处的肌肉,如果神经被保留,影响通常是暂时的;若神经被切除或切断,影响可能是永久的。尽管如此,在6周到数年间,神经仍有可能再生。

如果支配颈部与肩部肌肉的神经被完全切断,可能会造成该神经所支配的肌肉与肩关节的不稳定(在肩胛骨、胸廓与肱骨之间)(图5-1),受影响的关节比一般的关节更容易受伤。当稳定肩胛骨的肌肉群(中斜方肌、菱形肌)超过负荷(图5-2),维持直立姿势变得困难,将进一步影响肩关节的后缩(向后),若是肩关节后缩不足,会影响盂肱关节(肩胛骨与肱骨之间),使手无法180° 上举。当肩胛骨外展(向前)时,肱骨会被肩胛骨的肩峰突挡住而无法完全上举。

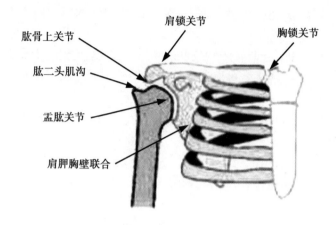

图 5-1　肩复合体

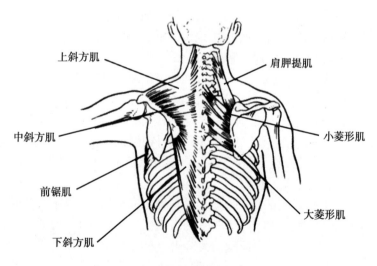

图 5-2　肩胛肌肌群

　　肩部肌肉不稳定可能造成肩关节不全脱位，导致肩关节不稳定及无法在肩部整个运动范围内抬起手臂。当臂无力时，臂重复运动可能会对肩关节和肩周造成进一步损伤。关节稳定性降低也会对肩部神经血管束和周围肌肉造成结构上的张力，从而导致颈部、肩部和手臂的肌筋膜疼痛综合征（从颈部放射到手的慢性钝痛）。"前倾"的姿势会渐渐拉长上背部的肌肉和筋膜，同时缩短胸部与颈部的肌肉，这种不平衡的姿势将增加上背部、颈部与肩关节的张力。

除手术本身造成的瘢痕之外，放射治疗也会造成瘢痕，让伸展紧绷的区域变得困难，胸部与头部也有可能发生组织挛缩。通过纤维蛋白形成的瘢痕形成构成了创伤（如手术或放射治疗）后身体的愈合机制。术后瘢痕形成过程约为 1 年。然而，因放射治疗会造成 DNA 与细胞功能的永久损害，瘢痕的形成在一生中都不会停止。纤维蛋白会在血管内外、骨、肌腱、韧带和神经等受治疗影响的区域形成，因此形成放射性纤维化综合征，可能在放射治疗后数周至数个月发生。肌纤维受损的严重程度与身体部位、照射剂量以及照射时长相关，其他因素如年龄、共患病也会影响放射性纤维化综合征的严重程度。

康复科医师在神经肌肉、肌肉骨骼医学以及功能恢复原则方面受过广泛的培训，能够改善患放射性纤维化综合征的癌症患者的生活质量。在颈部手术后，许多因素都可能造成肩颈部疼痛，因此在头颈部手术后，给予健康教育及积极的康复治疗能够降低患者的不适感。患者应该向理疗师寻求帮助，以面对并处理这些慢性的身体变化。

（译者：黄佳蒙）

第六章 喉切除后的说话方法

尽管喉全切除术切除了整个喉部(声带/喉),但是大部分患者可以通过新的途径来发声。约85%~90%的喉切除者学习使用下文介绍的三种主要发声方法。另有约10%的患者不使用言语交流,而是基于借助计算机或其他方式交流。

正常情况下,人们通过肺部呼气来振动声带发声。振动波通过舌、唇和牙齿在口中重塑产生声音形成言语。尽管作为振动波来源的声带在喉全切除术中被切除,但患者仍可借助新的气道形成振动波,产生其他形式的发声。另一种方法是通过放置在喉部或口外的人工发声瓣振动,然后通过口来形成言语。

选择何种发声方式取决于手术的类型。有些患者可能受限于一种方法,还有一些患者则可能有多种选择。每种方式都有其特点和优缺点。实现新发声的目标是满足每个喉切除者的交流需求。

无论是在术前还是术后,告知患者关于喉切除术后如何正确选择发声方式都是一件非常重要的事情。言语-语言病理学家可以协助和指导喉切除者使用恰当的方法和/或设备以发出最易懂的语言。通常在喉全切除术后6个月到1年之间,患者的言语功能有显著改善。积极的言语康复训练有助于患者获得更好的功能性言语。

喉切除后有三种主要的发音方式:

气管食管语

这种方法的音色自然且响亮,需要穿刺连接气管和食管并且有假体置入在内。

气管食管语需要外科医生穿刺置入一个硅胶人工喉(称作气管食管穿刺或 TEP)。穿刺口位于气管后方并贯通食管,即气管与食管相连通。气管食管造瘘可以在喉全切除术中完成(初次穿刺),亦可在术后恢复期进行(二次穿刺)。将称为人工喉的小管插入到穿刺孔中以预防孔洞的闭合。人工喉的食管端口有一单向瓣膜,允许空气流入食管,而防止吞咽时液体回流入气管或肺部。

暂时堵住造口,将呼气的气流通过人工喉分流入食管,此气流即可用来发声。可以通过手指堵住造口或按压造口上的特殊湿热交换(HME)过滤器来完成。HME 可部分恢复已丧失的鼻腔功能。另一些患者则使用由说话激活的免按压型 HME(自动说话阀)。

造口堵住后,肺部气流经由人工喉通往食管,引起食管壁和食管顶部振动。振动经口(舌、双唇、牙齿等)形成语音。

人工喉有两种不同的基本类型:患者自行更换型,可由患者或者他人协助更换;留置型,须由专业医疗人员(耳鼻咽喉科医生或言语 - 语言病理学家)更换。

HME 或自动说话阀可有多种方法安装在气管造口的前方:一种是有黏性的外壳黏贴于皮肤,另一种是在造口内放置气管套管或造口纽扣(图 6-1)。

人工喉需要定期更换(有些医疗保险可以报销)。此种方法需要定期得到货品,日常维护和清洁,处理主要是由于渗漏导致的 TEP 故障(第十章)。人工喉还需调试以便适合不同的个体。

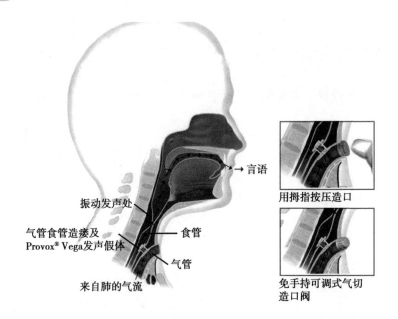

振动发声处

气管食管造瘘及
Provox® Vega发声假体

来自肺的气流

→ 言语

食管

气管

用拇指按压造口

免手持可调式气切
造口阀

图 6-1　气管食管语

使用人工喉的喉全切除术患者,通常在术后 6 个月至 1 年达到最佳的言语可懂度。内径越大的人工喉,发声越有力、说话越容易。

以下方法可以使说话变得更清晰和容易:

- 语速放慢。
- 每次呼气时说4~5个字。
- 使用腹式呼吸。
- 清晰地吐字。
- 使用低压说话。

喉切除者通常会通过增加呼气末压力来补偿低流量,这种方式不但易疲劳而且会使 HME 底座周围漏气。

患慢性阻塞性肺疾病的患者较难使用气管食管发音,而且无法使用免按压型 HME。

增加气流可以改善患者的言语功能。放松喉部肌肉,深呼吸(腹式呼吸最为适宜,见下文),通过饮水湿润气道,喝水亦可放松喉部肌肉,这些方法都可以达到效果。

确保黏性外壳粘贴紧密不漏气也非常重要(见第九章)。

食管语

食管语是由食管储存一定的量的空气,通过食管上括约肌将空气释放(如同打嗝一样),振动产生声音(图 6-2)。这个方法不需要借助任何仪器设备。

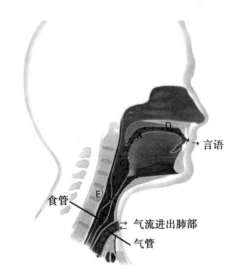

图 6-2　食管语

与气管食管语(肺部空气通过假体分流时发生)不同,食管语依赖于从口内主动注入空气。只有当食管上括约肌上方的压力高于下方时,空气才能进入食管。因此,当患者产生口、咽腔高压,或者患者环咽肌放松形成食管上括约肌低压时,会注入空气。

食管发音训练包括实现空气注入的各种方法策略以及分散次要行为治疗。正压注入法是依靠使用发音器官迫使高压空气通过环咽肌，而吸气法是通过胸部扩张和食管内负压使空气进入食管。

喉切除者的三种主要言语康复中，食管语花费学习的时间最长。但其仍具备一些优势：此方法不需要倚靠任何装置和设备，没有购买设备上的经济开销，无需手的协助。缺点有：需要专门培训，语速较慢、发声强度低、持续时间短，依赖于环咽肌和咽部功能。一些言语 - 语言病理学家熟悉食管语，可以协助喉切除者学习此方法，也有一些自学的书籍和磁带可以提供帮助。

电子喉或人工喉言语

此种说话方法（图 6-3）快速且较容易掌握，能产生响亮、有力的声音，需要带有电池的装置以及单手使用，同时要求操作灵活，按住开关开始讲话，放松开关讲话结束。

这种发声方式的振动是由外源电池启动振动器（称为电子喉或人工喉）气动产生的，一般放置在面颊或下颌。

人工喉振动时会发出嗡鸣声并触及患者的咽喉和口。喉切除者通过改变口型来发声形成言语。

有三种方法可将由人工喉产生的振动声音传送到下咽和口（口内）。一种方法是直接将吸管样导管（即 Cooper Rands 电子喉）放入口中，另一种传送的方法是通过颈部或面部的皮肤。最后一种能产生最佳的电子喉效果，使用时手持设备并抵住按压脸部或颈部。对于义齿类的人工喉也可以获取，但它并不常用，在发声方面的成功率也有限。

电子喉通常用于喉全切除术后不久，仍在住院期间的喉切

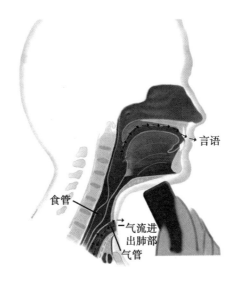

图 6-3　电子喉 / 人工喉言语

除者。颈部肿胀及手术后缝线都会影响振动的传导。口腔内导管（适配器）的最佳放置点需要调试。通常将导管放入口中能让声音产生共鸣的位置，以达到最佳效果。如果导管放置的太远，声音可能听不到。导管不要放置在嘴边，导管头不要放在舌下。即便喉切除者有其他学习说话的方式，电子喉仍是他们主要的发声方式，亦是备用选择（例如：底座不密封、分泌物过多、TEP 堵塞）。

　　尽管使用电子喉并不困难，但仍然需要练习和获取正确的技巧，才能促进交流并且确保说话者能被理解。设备处于正常的工作程序也非常重要。可以对设备进行一些调整，以帮助实现最佳语音质量。言语 - 语言病理学家可以根据需要调整和指导患者如何排除设备故障，以确保发音易懂。

　　虽然在初期使用阶段可能会不尽如人意，但是通过正确的培训和实践，大部分患者可在短时间内掌握技巧。可能的话，使用非惯用手操作，这样可以解放另外一只手也是个不错的想法。

帮助改善言语功能的小贴士：

● "头端"放置：电子喉的振动膜端必须与颈部皮肤表面充分接触。即使是胡须也会干扰正常的接触和发声。

● 接触压力：为了获取最佳发声效果，"头端"接触压力应适当。这是通过反复试验来实现的。压力太小会增加外部振动噪声，而压力太大会降低音量。

● 正确定位：对于每个喉全切除术后患者来说，咽部有较高或较低的共鸣区域。这主要由该位置颈部组织的密度或厚度决定。最理想的位置通常在颈部组织较薄和较柔软处，是咽部共振的区域。一般而言，颈部组织越致密或越"坚韧"，越难产生良好的音调。

● "最佳传音点"：通常有一个单独的"最佳传音点"（最佳位置），电子喉可以产生最佳的共鸣音。通过将电子喉放置在颈部周围，下颌下方甚至面颊就可以找到这个最佳位置。随着愈合进程的时间变化，最佳传音点也会发生改变。

● 言语清晰度改善：典型的电子喉使用者需要改变他们的说话模式，以便被更好的理解。为了更精确和清晰的表达，每次呼气时只说 4~5 个字；记住张口，缓慢、清晰和简要地说话。花费点时间清晰地表达每个语音是非常重要的。

● 在恰当的时间开启或关闭设备会显著影响他人对语音的理解程度。设备应该在开始说话时同步开启，并在短语结束时或自然暂停时关闭，以减少不必要的机械嗡鸣声。重要的是避免在每个单词时都开启设备或在整个对话过程中始终保持启用状态。简短的短语对于谈话同伴来说是最容易理解的。

● 讲话时应避免强迫呼气，以减少空气冲击声（"气孔爆炸"）。

其他言语和沟通方式

气动式人工喉（也称为东京人工喉）也可用于生成言语（图 6-4）。此方法使用肺部空气将其引出，冲击簧片或橡胶膜使其振动而发声。把该设备的罩子放置在造口上方罩住造口，并将其导管插入口腔中，产生的声音通过管腔传入口腔。它不需要使用任何电池，价格相对便宜。

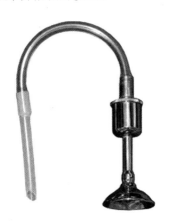

图 6-4　气动式人工喉

那些无法使用上述任何方法的患者可以使用言语生成设备，例如使用标准笔记本电脑的计算机生成的语音，或者使用单一功能的语音助手（请参阅下文）。用户在键盘上输入他 / 她想说的内容，然后计算机大声说出输入的内容。智能手机和一些普通手机也可以运行这种操作方式。

通过手机（智能手机或普通手机）和计算机发送书面信息和短信可帮助喉切除者在嘈杂的环境中进行沟通，或者当他们有其他交流障碍时进行沟通。

其他的交流方法：可以在了解和理解喉切除者的同伴的帮助下进行，用铅笔或钢笔或在写字板上写信息、使用手语、姿势或面部表情,并可通过预设的敲击来表达信息。

1. 言语生成设备　言语生成设备由按钮或图标给予响应并通过预先录制或电子信息产生语音。现市面有许多设备可供使用,包括智能手机、笔记本电脑。一些程序可以将书面语言转换成言语。

一些患有交流障碍的人群,包括喉切除者使用他们的个人电子设备(即笔记本电脑、智能手机等)产生言语。任何计算机都可以用作言语生成设备(SGD),用户可以输入一条消息,让计算机大声朗读。

喉切除者在下列几种情况下可以使用SGD进行沟通:

● 用于术后的交流,在使用人工喉、电子喉或食管语重获言语功能前可使用。

● 因为扩大切除手术或其他原因不能再说话的患者,可以作为交流的一种主要方法。

● 当他们说话未被理解或者可能难以被理解的时候(如嘈杂的环境、拨打电话等),可以作为他们沟通的第二种方法,以清楚地表达他们的讲话信息。

● 当其他发音设备出现故障时(例如电子喉损坏),可作为备用方法。

安装适当应用程序后,许多设备可以用作SGD。

SGD的两种类型:

● 集成设备:安装应用程序后,笔记本电脑、台式电脑、智能手机或平板电脑等设备可以充当SGD。

● 专用设备:这些SGD专为沟通交流而设计。它们被视为医疗设备,需要医生的处方。这些设备设计通常包括适配扬声器、各种语音选项和多功能通讯软件。

在考虑使用SGD时,建议言语 - 语言病理学家(SLP)对其进行评估。语言病理学家可以协助选择和评估过程,并可安排不同设备的试用。

选择最合适的 SGD 需要考虑如何使用它们：

● 是否用于居家或外出、工作、拨打电话等场合或所有这些环境中使用？

● 它是否会成为与个人言语结合使用的主要方法？

● 决定 SGD 的尺寸和重量是基于个人的眼光和携带能力。

● 根据 SGD 设备的舒适度选择可用功能的数量。

一些可用的功能通过自动预测和自动更正使 SGD 使用更便捷。

SGD 可以协助电话沟通：扬声器放置在 SGD 附近，将消息输入到 SGD 转化成语音并被大声读出。扬声器选取计算机化声音并发送出去。在谈话开始时，告诉对方在使用计算机进行交谈，这是非常有帮助的，这样听者就会知道这是一个人在交流，而不是机器自动呼叫。

通过添加一个插入设备的小型扬声器，SGD 的音量可以按需增大。

一些语音生成软件和应用程序可免费获取或购买。贵一些的一般提供更好的语音质量和更多的功能（例如，存储常用的消息、单词预测、改变语音设置等）。许多较昂贵的程序提供免费试用期或免费下载应用程序的基础版本，这使得人们可以试用软件的基本功能，在购买前看看软件是否符合需要。

医疗和私人保险通常涵盖专用设备的一部分费用，并且可能支付购买语音生成软件程序的费用。但是，他们不提供资金购买一台用作 SGD 的计算机。通过医疗保险或商业保险购买 SGD 需要由言语 - 语言病理学家进行评估，言语 - 语言病理学家将记录用户对设备的需求。俄勒冈州通过他们的电话援助计划提供 SGD。

2. **使用电话交流**　使用电话交流对喉切除者来讲常常较为困难。他们的声音有时难以被听懂，甚至会被对方挂断电话。

最好在对话开始前先询问对方"你能听到我说话吗？"，让通话方知晓喉切除者的发声困难。使喉切除者能够向他们的当事人解释让其知晓他们说话困难。

电话交流时发音清晰非常重要。一方应该说话缓慢，甚至"逐字"地说。在与喉切除者面对面的交流中可以通过读取他们的唇语。当然，在电话通话中这是不可能的。但是，可以通过视频通话（例如聊天软件 Skype）来读取唇语。喉癌患者可以通过非面对面的他人现场交谈形式来练习，电话交流（没有唇语）。

电子喉使用电话通话小贴士：

● 将手机的麦克风放在嘴唇上，或略高一点。将麦克风放在靠近 EL 的地方会引入一些嗡鸣声，这会使它更难以理解。

● 简洁清晰的吐字。

● 调低电子喉的音量。将电话的麦克风靠近嘴部，电子喉的声音可以非常轻。大音量的电子喉会影响说话的清晰度导致不易被别人听懂。

有些手机可以放大传出的声音，使喉切除者更容易被对话方听到和理解。

现有一项全国范围的通话服务，允许一个言语交流障碍者在经过专门负责培训的通信助理的帮助下进行电话交流。此项目不需要特殊电话。三位数字 711 可以作为访问美国任何地方的电信中继服务的捷径。它可以协助一个或多个有言语和听力障碍的人进行电话交谈。美国的所有电信运营商，包括有线、无线和付费电话提供商，都必须提供有 711 服务。

通过手机（智能手机或普通手机）发送书面信息（短信）可以帮助喉切除者在嘈杂的地方进行通讯，也可以帮助他们在其他交流方式有困难时进行沟通。

其他交流方式包括电传打字机设备、聋人电信设备，以及在设备之间使用电话调制解调器和显示器，以及使用中继运营商。

3. 腹式呼吸及言语　膈肌呼吸(也称为腹式呼吸)是缓慢且深度地利用横膈肌进行吸气及吐气的动作,而不是以肋骨肌肉来运动。使用横膈膜呼吸的方式,腹部能比胸部获得更大的扩张。这种呼吸方式可以更好地利用肺活量来获得氧气,处理碳酸氢气体,并增加气流。

颈部呼吸的人通常呼吸较浅,相对的肺活量不足。逐渐适应使用腹式呼吸,可以增强体力和发音能力,提高音量,从而改善食管语和气管食管语。

膈肌呼吸也有放松作用,可以用来减少普通的焦虑、紧张和对疼痛的感知。这种呼吸方法可以由言语 - 语言病理学家教授。

4. 使用扩音器　使用气管食管语或食管语的患者,音量微弱是较常见的问题之一。便携式扩音器可以让使用者降低说话力度或是在嘈杂的环境下仍可以保证发音。使用气管食管语的喉切除者并不需要特别大的呼气压力去振动发音钮,从而避免造口接缝处的破裂。

使用带泡沫海绵防风罩的麦克风可使声音更清晰,并减少唇部产生的不必要的背景噪音。将麦克风靠近嘴唇,防风罩接触下唇是最好的。理想情况下,距离不应超过1/4英寸。

(译者:陈　玲)

第七章 喉切除术后痰液及呼吸道护理、加湿器、擤鼻及冷热天气的应对

人体保护并维持气管和肺部健康的方式即是产生气道黏液，黏液可润滑呼吸道并保持呼吸道的湿润。在喉切除术后，气管直接开口于气管造口处，患者既不能像术前那样咳出痰液并咽下，也不能以擤鼻涕的方式将痰液排出。以咳嗽来排出呼吸道痰液依然非常重要；只不过对于喉切除患者而言，这必须通过气管造口完成。

手术后患者的气管分泌物会增多，且很难清理。在医院内由医务人员吸痰来解决痰液问题，所以患者及家属须在出院前学习如何使用无菌技术吸痰。多数喉切除患者在术后 3~4 个月内需通过吸痰来辅助排除痰液。佩戴湿热交换器（heat and moisture exchanger，HME）一段时间后，痰液会缓慢减少，此后多数患者自己能咳出痰液而不再需要吸痰。

当尘埃、污垢、微生物（细菌、病毒和真菌）和其他污染物进入呼吸道时，经气管造口排出呼吸道痰液是喉切除患者的唯一途径。因此，通过气管造口遮蔽物及湿热交换器来避免呼吸道吸入污染物十分重要。每当有咳嗽或打喷嚏冲动时，喉切除患者必须迅速取出气管造口遮蔽物或湿热交换器，并用纸巾或手帕盖住气管造口以接取痰液。

最佳的痰液状态是清澈的，或者近乎清澈的，而且是水样的。然而，由于环境和天气的变化，这种状态并不容易维持，可

以用下述方法来维持正常的痰液产生。

湿度与加湿器

　　相对湿度（humidity，简称湿度）是空气中水汽的含量。湿度会随着季节、天气及地理位置而变化。通常，湿度在夏季上升在冬季下降。对于喉切除患者的日常环境中的最佳湿度为40%~50%。湿度过高或过低都会带来一些问题。

　　湿度低：会造成皮肤干燥，刺激患者鼻腔及咽喉，使患者眼睛发痒。

　　湿度高：会让房间闷热同时会造成水汽凝结在墙壁、地板及其他物体表面，这会加速发霉和细菌及尘螨的繁殖。而这些变应原会引起呼吸道问题，并可能引发过敏及哮喘急性发作。

　　使用湿度计是监测房间湿度的最好办法。湿度计外观类似温度计，可测出空气中水汽含量。在百货店即可购买。最好购买带有湿度计的加湿器，这样可以将湿度保持在一个适宜水平。

　　加湿器通过发出水蒸气来增加空气湿度。有以下几种加湿器：

　　● 中央加湿器：作为供暖和空调系统的一部分用来加湿整个房间。

　　● 超声波加湿器：通过超声振动产生冷雾。

　　● 叶轮加湿器：通过一个转盘产生冷雾。

　　● 蒸发器：利用风扇将空气吹向冷芯、过滤器或相关区域。

　　● 蒸汽雾化器：通过电能产生蒸汽，蒸汽输出后发生冷却。这种加湿器应避免在儿童周围使用，避免儿童烧伤隐患。

　　● 雾化瓶：可将生理盐水转换为细小颗粒分布在气管造口或气管筒内。

加湿器的清洁

通常厂商会提供说明书指导如何保持加湿器的清洁。要注意：加湿器换水或清洁前必须切断电源。

以下是保持加湿器免受有害真菌、真菌及细菌污染的一些小贴士：

1. **只使用蒸馏水或软化水**　自来水含有矿物质会在加湿器内沉积从而加速细菌繁殖。当这些矿物质进入空气中，会被气管及肺部吸入，家具上也会经常出现白色的灰尘。蒸馏水或软化水中的矿物质含量比自来水低得多。多数厂商推荐使用去矿物质过滤器。

2. **定期更换加湿器里的水**　如不定期更换水源，加湿器内会产生薄膜或沉积物。对于使用冷雾或超声波加湿器，建议定期清空水箱，晾干水箱后再重新添加干净的水。

3. **每3天清洁1次加湿器**　用3%过氧化氢可以清除加湿器内水箱及其他部件的沉积物及薄膜。部分厂商推荐使用氯漂白剂或其他消毒剂。记得水箱在清洁后须清水冲洗，以便去除可能吸入的有害化学物。

4. **定期更换加湿器过滤芯**　加湿器或中央空调系统里的过滤芯须根据厂商建议或在变脏后进行更换。

5. **保持加湿器周围干燥**　当加湿器周围或周围物品变得潮湿时，须关闭加湿器。

6. **储藏加湿器的准备工作**　在加湿器储藏前或准备重新拿出使用时，需将水排干并擦净。使用过的过滤筒、过滤芯均须丢弃。

7. **中央加湿器的一些建议**　中央空调系统里的加湿器须按照厂家建议进行维护。

8. **更换旧加湿器**　经过一段时间后，加湿器内的沉积物很难清除并会加速细菌及真菌的繁殖时，此时最好更换新的加湿器。

冷暖雾化加湿器的特征

加湿器在缺少水分的地方可以将湿度保持在适宜水平。加湿器利用暖、冷雾技术进行加湿。这两种技术各有优劣。

这两种加湿器均可以避免干燥空气对喉切除患者的上呼吸道刺激，因为这些刺激可能会导致呼吸系统疾病。

冷雾化加湿器

冷雾化加湿器产生适宜温度的冷雾蒸汽。这种加湿器可通过蒸发或超声技术实现。冷雾蒸发加湿器使用内部过滤芯来吸水，而风扇则将空气吹向过滤器。这一过程使水在整个房间里蒸发，进而成为一种超细的、看不见的气雾微粒。冷雾超声波加湿器使用超声波振动技术，造出一种微细的冷雾在整个环境中悄然释放。

因为水在消散前没有被加热，所以这些加湿器通常耗电较少。使用冷雾化加湿器可避免热水烫伤。

然而，噪声是冷雾化蒸发加湿器的一个缺点。由于这些设备使用风扇来调节房间的湿度，比其他加湿器噪声稍大。此外，凉爽的雾气会使室内空气变得比平时感觉更冷。

暖雾化加湿器

暖雾化加湿器使用一种内部加热元件，将水煮沸后作为一种舒缓的不可见的雾蒸发到环境中。这些加湿器通常被认为更加健康，因为煮沸过程会杀死水中的细菌和真菌，从而阻止其进入气道。没有内部风扇使得暖雾化加湿器运行格外安静。暖雾化加湿器同样也有超声波类型。

暖雾化加湿器不适用于在面积较大的地方使用。相反，这些加湿器在卧室和办公室等较小的地方使用效果最好。此外，暖雾化加湿器的成本稍高，因其在煮沸过程中通常会留下矿物沉淀,因此较难清洗。然而,许多人发现这些加湿器更适宜在寒冷的冬季使用。

痰液的产生和空气湿度的增加

喉切除术之前,正常人所吸入的空气经过上呼吸道系统加热至体温,且上呼吸道的湿化、过滤可清除有机体和尘埃颗粒。喉切除后这些功能丧失,因此恢复上呼吸道系统这些功能非常重要。

在喉切除术后,因吸入的空气不再经过鼻腔和口腔的湿润,所以气管易出现干燥、刺激感、痰多。不过随着时间的推移,气管变得更能适应干燥空气。但是当湿度过低时,气管会干燥、破裂、甚至出血。如果出血明显,或者增加湿度出血仍不缓解,应咨询医生。如果当痰液的量或颜色有变化时,也应联系医生。

气管干燥、刺激感及过量的痰液会使痰液结痂。这些结痂会造成呼吸道阻塞进而会导致肺塌陷。

保持吸入空气的湿润度可减少痰液的产生,从而降低痰痂堵塞的风险。那些没有使用HME的患者需要用纸巾或手捂住他们的气管造口,擦掉咳出的痰液。保持家中湿度在40%~50%时,可以减少痰液产生并预防气管和气管造口干燥、破裂和出血。除了疼痛,气管造口破裂还可能成为感染的途径。

通常通过滴注生理盐水来快速湿化下呼吸道。现有一些塑料包装含有3~10mL的无菌生理盐水,当将其尖端戳破后,生理盐水可通过气管造口注入气管。这些生理盐水会立即引起咳嗽,从而促进分泌物的清除。这些生理盐水可分次滴入气管。一般来说,每天按需使用生理盐水滴注若干次,或在医生指导下使用比较有效。

增加空气湿度并保持正常气道黏液的措施包括以下几点：

● 全天使用湿热交换器，可保持气管湿润，并维持气管和肺部适宜的温度。

● 气管造口遮蔽物也可使吸入的空气更加湿润，虽然效果不如湿热交换器，但用干净的清水对过滤器或气管造口遮蔽物进行润湿也可增加吸入空气的湿度。

● 摄入足够的水分，保持体内水分充足。

● 将 3~5mL 的生理盐水（例如生理盐水注射器）滴入气管造口，每天至少 2 次（参考下文"含盐溶液的准备"）。

● 房间内使用加湿器使空气湿度保持 40%~50%，并使用湿度计监测湿度。这在经常使用空调的夏天和常使用暖气的冬天都很重要。

● 使用雾化器每日 2 次。

● 吸入由沸水或热水淋浴所产生的蒸汽（但注意不要烫伤）。

数字湿度计（或称湿度计）可以控制湿度水平。随着时间的推移，气管会逐渐适应，使得使用加湿器的需求逐渐减少。

含盐溶液的准备

含盐溶液是含有盐的液体，从日常材料中能够轻易获取。该溶液的正常浓度是 0.9%，该浓度与人体体液的浓度和渗透压相同。因为含盐成分与身体相似，因此它对组织损伤要比纯水要少。盐水中含有氯化钠（食盐）。当使用该溶液清洗伤口或将其喷入气管时，液体中不能添加其他成分，且需保持液体无菌。

盐需要使用无碘盐，且需避免使用岩盐或海盐，因为它们添加了化学物质。蒸馏水或渗透纯净水优于普通自来水。

生理盐水的制作需要在 2 杯水（500mL 液体）中加入 1 茶匙（约 4.5g）的盐。为了获得无菌溶液，盐需溶解在沸水中。溶液制作好后,盖上盖子使溶液冷却,以防止细菌进入液体或空气中。

将无菌溶液放到无菌容器中保存。容器可以在水中煮沸1分钟进行消毒。在容器上标记失效日期,如果溶液在有效期内没有使用便需丢弃。避免液体污染非常重要,所以需要尽可能准备多一些溶液,让其冷却,并倒掉多余的溶液。无菌溶液可以在密闭容器中保存一段时间,一旦打开它就会受到一定程度的污染。

可以使用一次性无菌注射器将生理盐水喷到气管造口内。

保护好上呼吸道及颈部(尤其在寒冷的冬季和高海拔地区)

对于喉切除患者来说,在冬季和高海拔地区会感到不适。海拔越高的地方,空气会较稀薄、冷冽,因此导致湿度降低。在手术之前,吸入的空气会经由鼻腔使其加温加湿后进入肺部。但喉切除术后,空气不再经由鼻吸入,而直接通过气管造口进入气管。冷空气比暖空气更加干燥,更加刺激气管,其原因是冷空气湿度较低,会造成气管干燥而导致出血。痰液也可能变干,进而堵塞气管。

吸入冷空气会刺激气管,导致气道周围的平滑肌收缩(支气管痉挛)。这使气道变窄,使得气体进出肺部时存在困难,进而产生呼吸困难。在极度寒冷的天气中湿热交换器里的湿气会结冰并使患者呼吸更加困难。在这种情况下,更换湿热交换器会一定程度缓解症状。

气道护理的方法除了上一节中所提及的所有步骤外,还有以下几点:

- 避免暴露在寒冷、干燥或多粉尘的空气中。
- 避免接触粉尘、刺激物或变应原。

- 当暴露于冷空气中时，建议穿着拉链可以完全拉上的外套，或者围着宽松的围巾遮盖气管造口，这样将可呼吸到位于外套与身体之间加热后的空气。另一种办法是戴上围巾或用薄T恤盖住脸部；这样可以像面罩一样盖住鼻、口和造瘘口。这将保持颈部和脸部的温暖，并创造一个空间对呼出和吸入的空气进行加温和加湿。它还能过滤空气，促进氧气和二氧化碳的交换。
- 暂时移除遮盖物下方的湿热交换器，有利于气体交换。
- 若湿热交换器结冰，需换新。
- 佩戴湿热交换器加湿气道并用生理盐水滴注。
- 咳嗽或吸痰排出痰液，以清洁气道。

喉切除＋颈清扫术后，大多数人的颈部、下颌和耳后会有麻木感。因此，他们感觉不到冷空气，并且这些地方可能会冻伤。因此，用围巾或保暖衣服来覆盖这些区域相当重要。

喉切除患者与高温天气

由于空气湿度的增加，喉切除术后的患者更能适应高温天气。然而，与非喉切除患者一样，喉切除患者仍需要采取预防措施以保持充足的水分（最好是喝冷饮），避免阳光直射，穿浅色的衣服，盖住头部，如果空气质量不好，尽量避免外出。

65岁及以上的老人更易患热相关疾病。暴露在极端高温下对患有慢性疾病的人尤为不利，如呼吸系统疾病、心血管疾病、肾脏疾病、糖尿病、肥胖和精神疾病者。药物包括降压药和心脏药物（β-受体阻滞药）、水药丸（利尿药）、抗抑郁药、抗精神病药和抗惊厥药物（癫痫药物）和抗组胺药（抗过敏药物）也可能会影响机体应对高温。

喉切除患者应该与朋友和家人保持密切联系，因为一旦紧急情况发生，朋友和家人可能是他们的生命线。佩戴湿热交换器（HME）可以减少肺部水分的流失，避免脱水。

利用吸引器清除分泌物和痰痂

喉切除术后初期及出院早期，患者经常需要吸痰。在此期间，用力咳嗽比较困难，吸痰可以清除痰液。但是，学会在没有吸引器的情况下自行吐出痰液是很重要的。深而强的咳嗽比吸引器清除呼吸道分泌物更有效。然而，有些患者依赖吸引器的时间更长些。

然而，当痰液不能被咳出或需去除痰液结痂时，可以用吸引器来吸出痰液。当痰液变得越来越黏稠时，可能会形成痰痂，阻塞部分或整个气道。

痰液结痂会导致突然和无法解释的气促。在这种情况下可以使用吸引器来去除痰液结痂，且吸痰器须备好以应对这种紧急情况。另外也可以通过使用生理盐水注射器（将0.9%氯化钠盐水置于塑胶管中）或将生理盐水喷入造口来去除痰液结痂。生理盐水可以软化痰液结痂并使其较易咳出。如果情况较为紧急，并且如果多次尝试之后仍没有成功移除痰液结痂，请拨打当地医疗急救电话寻求帮助。

痰中带血

痰中带血的原因很多。最常见的是造口擦伤。擦伤可能是在清理造口时造成，血液一般呈鲜红色。另一个常见原因是由于干燥对气管的刺激，这在冬季很常见。

少量出血的原因还可能是：
- 造口周围皮肤组织受损。
- 气道湿化不足。
- 频繁、深部、用力吸痰。

- 吸痰压力过大（成人吸痰压力应为 100~120mmHg）。
- 感染。
- 外伤、外科检查擦伤。
- 异物进入气道。
- 频繁咳嗽。

建议保持生活环境适宜的湿度（40%~50%），以降低气道干燥。每天使用 HME（参考 HME 的护理部分），以及造口注入生理盐水湿化均有帮助。

喉切除术后痰中带血可能与放射治疗导致局部炎症有关，也可能是肺炎、肺结核、肺癌或其他肺部疾病的表现。持续的痰中带血应就医检查，尤其还伴随呼吸困难和 / 或疼痛时应立即就医。

喉切除患者的下呼吸道感染（气管炎、支气管炎）

喉切除患者直接接触空气传播的呼吸道病原体（例如病毒和细菌），由于吸入的空气不再经过鼻黏膜过滤，使得这类人群更容易发生下呼吸道和其他感染。

喉切除术后，气管上皮细胞也直接暴露在进入气管造口的相对寒冷和干燥的环境空气中，这可能导致：

- 痰液干燥（痰液黏度改变）
- 黏液纤毛损伤导致清除能力下降
- 气管上皮损伤（纤毛细胞丢失，杯状细胞增生，黏液产生过多）

喉切除患者存在一定的肺部并发症，例如频繁咳嗽、咳痰费力。同时他们也是严重肺部感染的高危人群。

严重的肺部感染（气管支气管炎、肺炎）多见于冬天。随之而来的痰痂常需要使用抗生素或住院治疗。

气管造口吸入的空气不再经过可以过滤灰尘和细菌的上呼

吸道的天然防御物(鼻毛和黏液膜)。在未使用湿热交换器患者中,支气管炎、气管支气管炎和肺炎的发病率以及这些感染导致的死亡率比使用湿热交换器者高3倍。喉切除患者,尤其是不使用湿热交换器或没有遮盖造口的患者,导致下呼吸道疾病的风险更高。

支气管炎是气管壁的炎症。此时患者常常咳脓痰,痰液变黄色等。气管炎的症状包括:

- 咳嗽。
- 分泌物增多,呈透亮、黄色或少见绿色,或者痰中带血。
- 疲乏。
- 气促。
- 低热或寒战。
- 呼吸不适。
- 头痛或全身酸痛。

一般来说,上述症状1周左右会缓解,频繁的咳嗽仍持续数周。对于喉切除患者而言,气管炎的处理比较麻烦,这需要注意:

- 及时清除积聚的痰液来保持造口畅通,因为痰液会堵塞造口。
- 做好气道湿化。如空气湿化、按需生理盐水湿化。
- 咳出或吸出蓄积的痰液。
- 咳痰前先拿掉造口覆盖物,以免痰液堵塞盖子。
- 用较厚的纸巾或手帕擦掉痰液,而不要用薄薄的卫生纸,以免误吸入气道。
- 摄入充足的水分。
- 气管炎时使用湿热交换器可能比较困难,由于大量的痰液可能使得湿热交换器不容易黏附在皮肤上。
- 睡觉时抬高床头。
- 遵医嘱用药(例如支气管扩张药、解热药和祛痰药)。

　　由于大部分的气管炎由病毒感染引起,因此使用抗生素效果不佳。但是如果医生怀疑细菌感染,可能会给患者开抗生素。

　　气管炎和支气管炎可由病毒、细菌或者二者的双重感染。细菌性气管炎可由流行性感冒病毒引起的并发症。气管炎和支气管炎可导致气道干燥,脓痰增多,进而阻塞气道,影响呼吸。

　　细菌性气管炎和支气管炎表现包括:

- 大量的脓痰、血痂、伴有臭味。
- 造口周围红肿、炎症反应。
- 剧烈咳嗽,哮鸣音。
- 发热。
- 肺淤血。
- 呼吸费力或呼吸频率改变。
- 疲乏无力。

　　对于喉切除患者而言,细菌性气管炎是很棘手的情况。这需要严密的呼吸道护理、体液管理以及抗生素治疗。

　　喉切除患者的气管炎、支气管炎处理都很棘手。造口周围的脓痰、痰痂会引起呼吸困难,因此需要精心护理,及时清除痰痂。

　　不管怎样,应根据痰培养结果选择合适的抗生素。系统化的治疗因包括解热药、镇咳药、祛痰药、黏液溶解药。

　　可采用下列方法降低类似的感染:

- 接种肺炎球菌和流行性感冒病毒疫苗。
- 咨询医生有关流感嗜血杆菌和脑膜炎奈瑟菌相关疫苗。
- 造口护理前洗手。
- 使用湿热交换器。
- 充分的湿化。
- 避免接触低温和吸入冷空气。

流涕及擤鼻的护理

由于喉切除及其他气管切开患者术后不再经过鼻腔呼吸，因此鼻腔的分泌物变得很稀薄。当鼻涕多的时候就会从鼻腔流出来。当面临湿冷空气或有刺激性气味时这种表现更明显。避免以上情况可有效预防流涕。

擦掉鼻涕是最有效的方法。有人工喉的患者可以堵住气管造口，使空气经过鼻腔来擤鼻。有一些适合喉切除患者的擤鼻方法，由于鼻腔还与口腔相通，因此在吞咽唾液时也可以让鼻腔分泌物咽下。

还有一种方法是采用舌顶住上腭，保持唇闭合，使舌前后移动产生的气压来吸气和擤鼻。需要用手按住一侧鼻孔，一次擤一侧鼻孔。

其他方法包括：有人工喉的患者堵塞气管造口，用力呼气，闭口，用吸引球吸引分泌物。

补充足够的水分、吸入加湿的空气，以及鼻腔滴入生理盐水均可以使鼻腔分泌物稀薄，从而利于擤出鼻涕。

肺功能康复

喉切除术后，吸入气体从颈部的气管造口经上呼吸道，通过气管，最后进入肺。因此，喉切除术后丧失了鼻腔对吸入气体的过滤、加温和湿化功能。

这种呼吸方式的改变也影响呼吸和潜在的肺功能。这需要不断地适应和练习。对于喉切除患者而言，呼吸会变得更轻松。因为吸气时，气体经过口鼻腔时的阻力变小了。由于呼吸更容易，喉切除患者呼吸时不再像以前那样使肺充分扩张，所以他们的肺功能和呼吸不可避免的下降。

以下几种可行的方法可以改善喉切除患者的肺功能：

● 使用 HME 可以增加呼吸阻力。这个阻力可以促使患者肺部充分扩张，以便获得足够的氧气。

● 在医生的监测和指导下定期锻炼可以使肺充分扩张，从而提高个人的心肺功能。

● 采用腹式呼吸。该呼吸方法可有效提高肺功能。

还有一个常见的问题，有些喉切除患者在活动时会感到气促。一般来说，人在活动时都会感到呼吸费力。但是他们呼出空气抵消声带阻力，这样能防止支气管阻塞。

由于喉切除患者手术切除了声带，所以很快呼出气体。因为他们不能控制呼气，松懈的气管会产生一种气促的感觉。尽管湿热交换器能产生一些压力，但是也与正常生理状态有一些区别。

同时有慢性阻塞性肺疾病的喉切除患者会觉得他们的肺功能下降，这与气管切开后鼻腔和口腔压力降低有关。

（译者：彭峥嵘）

第八章　气管造口的护理

气管造口是一个连接体腔与外界环境的颈部开口(图8-1)。临床上我们在喉切除手术后,在颈部形成一个新的气管造口,并通过此造口将肺部与外界环境重新连接,形成新的唯一的呼吸通道。因此,保持气管造口的通畅、给予良好护理非常重要。

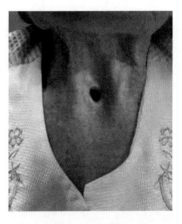

图8-1　气管造口

一般护理

为了防止异物(如脏物、灰尘、烟雾、昆虫等)进入气管和肺部,始终盖住造口非常重要。

临床上有各种形式的造口覆盖物。最为有效的一种是湿热交换器。湿热交换器能将气管造口周围密封,除了有效地防止灰尘进入外,还能维持呼吸道的温湿度。因此,湿热交换器能重建出一个近似于原本正常气道的呼吸道环境,让接受喉切除术的患者仍能维持术前吸入空气时的温湿度以及清洁度。

气管造口的口径在术后的前几周或者数月会逐渐挛缩,因此,术后通常会在造口处放置气管套管来防止造口闭合。一开始建议放置全天 24 小时,随术后时间增加,造口闭合可能性降低,放置气管套管的时间可以递减,但在确定造口完全成形前,仍建议佩戴气管套管过夜。硅胶喉套管是一种适合造口的软硅胶管。造口异常(太小、太大或变形)的患者可能需要接受手术修复(造口修复术)。

使用湿热交换器粘贴式底板或外壳时的护理:

造口周围的皮肤可能由于反复粘贴和去除湿热交换器底板而受到刺激(如发红、发炎)。用于移除旧底板和准备新底板的材料会刺激皮肤,旧底板移除这个步骤本身也会刺激皮肤,尤其是当它被重新粘贴时。

含有去除液(例如 Remove™, Smith & Nephew, Inc.Largo FI 33773)的擦拭布可以帮助去除外壳或底板。将它放置在底板的边缘,并帮助底板脱离皮肤,再使用 Remove™ 擦拭该区域可清除皮肤上的胶体残余物。最后,要用乙醇擦拭剩下的 Remove™,以免刺激皮肤,亦可避免残留在皮肤上的 Remove™ 造成新的粘贴胶黏性下降。

一般来说,并不建议 HME 底板留置时间超过 48 小时。然而,一些患者会等到底板自行脱落或者是变得很脏时才更换。相比起粘贴底板,有些患者认为去除底板时对皮肤的刺激更大。如果皮肤已经发炎,底板放置的时间不要超过 24 小时,建议让皮肤休息一天或者待炎症好转,在此期间造口宜使用不含粘胶的覆盖物。敏感性皮肤的患者可以使用特别的亲水性粘胶。

在涂胶水之前使用液体皮肤保护敷料是非常重要的。

使用气管套管时的造口护理：

黏液的积聚和气管套管的摩擦会刺激造口周围的皮肤，造口周围的皮肤应至少每天清洁两次以防止产生异味，减少刺激和感染发生。使用亲水性粘胶常是敏感皮肤患者的良好解决方案。

如果周边皮肤出现红肿、疼痛或者异味产生，则应更频繁地进行造口清洁。如果在造口周围出现皮疹，异常气味和／或黄绿色的渗出物，这可能意味着细菌感染，建议立刻就诊。

造口护理"要"与"不要"：

● 要保持造口清洁：保持造口内部清洁、湿润和光滑，生理盐水可以帮助保持湿润。

● 要使用干净的面巾来清洁造口。

● 不要使用棉球或纸巾清洁造口：它们可能会进入呼吸道或气管，堵塞并引起呼吸问题。

● 要保持气管套管清洁：如果您佩戴气管套管，请按照您的医生和护士的指导进行护理。

● 要始终覆盖造口：使用热湿交换器、纱布、棉制或其他织物覆盖造口。

● 不要用棉球或棉质纱布来清洁：纤维可能会被吸入气管。

● 要适度锻炼：在身体能承受的情况下尽量多运动，但不要有太多压力。

● 要衣着舒适：衣着透气，便于咳嗽、咳痰，同时衣服具有一定防止痰液等分泌物渗透功能。

● 咳嗽或打喷嚏时要覆盖造口：使用厚纸巾或手帕遮挡，擦净痰液。

● 要佩戴标识：携带医疗证明，它可以从专业医疗机构，Medic Alert 和／或您的医生处获得。

● 要定期接受体检：定期到家庭医生和耳鼻咽喉科医生处接受检查。

● 不要让水进入造口：除非您使用 Larchel 通气管（一种允许在水中进行喉部运动治疗以及治疗性游泳的专门气道保护装置），否则不要游泳。在沐浴、剃须时要小心，使用淋浴罩或湿毛巾盖住造口。

● 不要吸入烟雾、污垢、灰尘或刺激性烟雾：避免吸入烟雾、灰尘或刺激性烟雾，并使用造口覆盖，防止吸入昆虫或异物。

清洁造口

以下是保持呼吸道和造口清洁的一般准则：

● 每天早晨、临睡前以及全天定期检查造口周围和气管内壁有无痰液积聚和痰痂形成，检查时需要准备良好的光源（如手电筒）和一个观察造口的镜子。

● 用温和的肥皂和水轻轻地冲洗造口周围的皮肤，然后用干净的面巾擦干。保持造口周围皮肤清洁且无分泌物，可以防止皮肤过敏。

● 加湿吸入的空气很重要，这可以防止造口结痂，舒缓呼吸，并减少咳嗽。佩戴湿热交换器（HME）有助于保持造口干净、无尘并保持湿度。

● 如果造口处有痰液，可咳出或将其吸出（使用吸痰器）。使用生理盐水或盐水喷雾或吸入水蒸气（如加湿器），可以使痰液不那么黏稠而容易排出。

● 造口内侧和人工喉（TEP）可以使用棉签和钝头镊子进行清洁，这应该在良好的照明下利用镜子来完成。操作时要非常小心，防止在清洁过程中损伤气管。

造口周围皮肤的护理

如果造口周围的皮肤受到刺激变红，最好去除湿热交换器和底板（用非过敏性肥皂水轻轻擦洗后），并且一段时间（1小时到2天）不要使用任何溶剂清洗，以便伤口愈合。有时候患者的皮肤可能会被粘在湿热交换器底板（外壳）上的一些溶剂刺激，建议避免使用造成不适的溶剂，并使用其他种类的溶剂代替。通常，亲水性粘胶可以减少皮肤敏感患者的刺激与不适。

某些皮肤敏感的患者皮肤易受刺激，使用更亲肤材质制成的底板会更有益，如由水胶体材料制成的 OptiDerm™（Atos Medical）。

如果出现感染迹象，如溃疡或明显红肿，则可以使用局部抗生素药膏。如果病灶持续不愈，则建议至医生处就诊，根据细菌培养结果选用合适的抗生素治疗。

淋浴时造口保护

淋浴时防止水进入体内很重要。气管中少量的水通常不会造成任何伤害，并且可以迅速咳出。然而，吸入大量的水则非常危险。

预防水进入造口的方法如下：

- 以手掌覆盖造口，当水流经造口周围时屏住呼吸。
- 戴围兜，且塑胶面朝外（图8-2）。
- 使用一些装置覆盖造口。
- 淋浴时使用造口覆盖器或者湿热交换器可有效防止水进入造口（图8-3，图8-4），若能再刻意避免水流经造口则效果更佳。
- 在清洗造口周边时暂停呼吸数秒，防止水进入造口。
- 可以选择在当天要去除湿热交换器及其底板时洗澡，利用底板来防止水进入造口，这个简单的方法可以使淋浴变得安

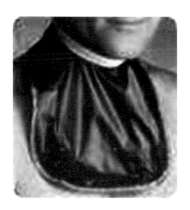

图 8-2 佩戴围兜

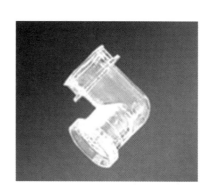

图 8-3 InHealth 造口淋浴专用装

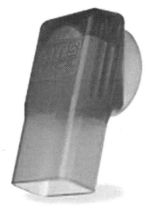

图 8-4 Provox（Atos Medical）
淋浴辅助用具

全且简单。

● 有些患者可以学着使用最小的水流来淋浴，而不用特意保护造口。可以选择面对淋浴头，低下下颌遮盖造口，或者可以背对淋浴头，并向后仰头部，使得水流顺着头发从后面流下。

呛水和肺炎的预防

吸入性肺炎在喉切除患者中很少见，因为患者的肺不与口腔相通，因此不能从口中吸出痰液。但是，若细菌从造口进入肺部且不能通过咳嗽排出时，会发生吸入性肺炎，当痰液太干时通常会发生不能充分咳出的情况，保持痰液稀薄是非常重要的（详见第七章）。

为了防止细菌和病毒进入气管和肺部，始终覆盖造口也是非常重要的。在接触造口或 HME 之前清洁双手可以减少将细菌和病毒引入肺部的风险。

喉切除患者有误吸的风险，而吸入的水可能含有细菌，因此不建议喉切除术后患者盆浴，即使盆浴，也应该在坐着时保持水位线在臀部。自来水含有细菌，其含菌量取决于水处理设施及其来源（如井、湖、河等）的清洁功效，氯化物能使池水中细菌减少，但不能达到消毒水平，海水中含有大量细菌，其性质和浓度各不相同。当不洁净的水或非无菌盐水进入肺部时，有时会引起肺炎，是否发生吸入性肺炎，取决于吸入多少水或咳出多少水以及个体的免疫系统。

喉切除患者的游泳问题

游泳或进入水中对喉切除患者来说非常危险，一旦造口位于水下，水就会进入气管和肺部，导致溺水，这也会导致吸入性肺炎。只有维持水位在造口下方的一定安全距离并避免误吸，在浅而平静的水中进行趟水是安全的。一些喉切除患者会用手指堵塞造口，短暂游泳或在水下几秒钟，有些患者佩戴湿热交换器底板并用简易锁定的湿热交换器密封。一些喉切除患者不慎进入水中，可能会出现紧急情况，在这种情况下，建议如下：

- 将造口保持在水位以上。

- 当水进入造口时屏住呼吸(很短的时间)。
- 穿上救生衣,保持造口位于水面之上。
- 尽可能使用浮动装置来提升身体。

建议喉切除患者避免参加可能进入水中风险的活动,如漂流、皮划艇,当计划乘船游览时,明智的做法是:

- 配备救生衣和浮管(带自动,非手动充气)。
- 需要时穿上救生衣。
- 注意浮动设备和救生艇的撤离路线和位置。
- 演练疏散程序。
- 让其他人和轮船工作人员知晓您的特殊需求。

一些救生衣和浮动装置需要人工充气,由于喉切除患者无法做到这一点,建议选择携带一个小型气泵来充气。一些特殊的装置已专为经颈部造口呼吸患者而设计,以满足他们游泳的需求。Larchel 通气管是一种硅胶装置,将充气袖套内的呼吸管插入造口,然后用空气注射器充气,形成密封。它在欧洲可用,需要医生的处方和专门培训。

经颈部造口呼吸患者参加游泳和潜水风险很高,在尝试游泳之前,应咨询医生和言语-语言病理学家。

防止纸屑等异物进入造口

喉切除患者在咳嗽时经常会用纸巾覆盖造口以防止痰液喷出,但这可能使纸巾碎屑进入造口甚至引起窒息,是造成患者上呼吸道急症的主要原因之一。通常因为这类患者在咳嗽后,会伴随一个深吸气,进而将纸巾碎屑吸入气管中。建议可以使用毛巾或者是湿了也不易碎的纸巾,避免使用质地较薄的面巾纸。

咳嗽完应该先屏住呼吸,等到将痰液擦拭干净,并且从造口处移除纸巾后再深呼吸,这样也可以避免纸屑吸入。

同时也建议这类患者全天佩戴湿热交换器，或使用其他布制的造口覆盖物覆盖造口，以预防其他种类异物进入造口。

洗澡时则可以使用一些能够覆盖造口的装置（见前文）以避免呛水，患者在淋浴时可以佩戴湿热交换器或者在水流经造口附近时屏住呼吸，如果能保持水面不高于造口平面，患者亦可盆浴，建议造口以上的身体区域使用含有肥皂水的澡巾擦拭，且不可使肥皂水进入造口。

遮盖颈部造口及湿热交换器

喉切除术后患者通过颈部气管造口呼吸，大多数患者会佩戴湿热交换器或其他泡沫过滤器，以过滤吸入的空气，保持上呼吸道的温度和湿度。佩戴了过滤器的造口位置是突出的，患者可以选择用衣服、丝巾或首饰来遮盖造口处，也可以不加以遮盖。

各种不同方法的优缺点如下：

没有干扰空气流动的额外物覆盖造口处，呼吸更顺畅。然而将该区域暴露出来可以更有利于造口清洁和维护，并且能够在需要咳嗽或打喷嚏时快速移除 HME，咳嗽或打喷嚏的冲动往往非常突然，如果 HME 不能迅速取出，它可能会被黏液堵塞。

造口区域的暴露显而易见地解释了喉切除患者微弱和特征性发声，并鼓励人们更加注意地倾听他们的声音。它还使得医护人员在需要实施紧急呼吸重建时，更容易识别喉切除患者的独特解剖结构，因为如果这种特殊通气结构没有被迅速识别，通气治疗常规是通过口鼻来进行的，而不是通过造口进行的。

公开展示遮盖的造口位置还揭示了患者的病史和他 / 她是癌症幸存者，尽管带有残疾继续生活，但癌症是舍不去的代名词，这显然与社区中其他癌症幸存者的身份从外表不会被轻易看出截然不同。

那些用造口盖或布遮盖造口位置的患者这样做还因为他们不希望他人被自己的造口分心或受到冒犯。他们不希望暴露任何异常，不想引人注意，并且尽可能与常人一样。遮盖造口通常在女性患者中更常见，她们可能更关心自己的外表。有些患者认为，喉切除患者只是他们其中的一个身份，因而不想广而告之。每种方法都有其优点和影响，最终的选择取决于个人。

（译者：归纯漪）

第九章　湿热交换器的护理

湿热交换器(HME)可作为气管造口覆盖物,将气管造口周围密封。除了有效地防止灰尘进入外,还能维持呼吸道的温湿度。因此,湿热交换器能重建出一个近似于原本正常气道的呼吸道环境,让接受喉切除术的患者仍能维持术前吸入空气时的温湿度以及清洁度。

湿热交换器的优点

对于喉切除术后患者,使用湿热交换器是十分重要的。湿热交换器可通过专业的生产厂家(如 Atos Medical, InHealth Technologies)获得(图 9-1)。湿热交换器可以是连接到气管或造口的腔内装置,包括全喉套管或气管套管、Barton Mayo Button™ 和 / 或 Lary Button™。过滤器也可以插入附着在造口周围皮肤上的外壳或底板上。

泡沫介质在呼气时捕捉温暖、湿润的空气。它含有氯己定(抗菌药物)、氯化钠(NaCl)、氯化钙盐(疏水)、活性炭(吸收挥发性气体),24 小时更换。

湿热交换器的盒式结构需要每天移除和更换。盒中的泡沫介质具有抗微生物特性,并有助于保持肺中的水分。它们不允许洗涤和重复使用,因为这些制剂会随着时间的推移而失效,或者被水或其他清洁剂冲洗掉。

湿热交换器的优点还包括:保存肺部水分(导致较少的结痂产生),降低呼吸道分泌物的黏度,降低黏液阻塞的风险,并

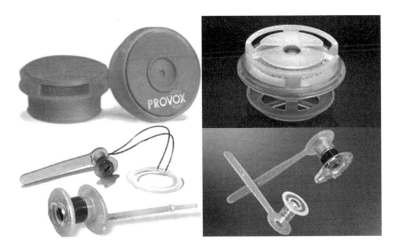

图 9-1　Atos Medical(博声)和 InHealth
生产的湿热交换器(上)和人工喉(下)

恢复正常呼吸道对吸入空气的阻力, 保留肺活量。

　　此外, 湿热交换器过滤器减少了细菌、病毒、灰尘和花粉的
吸入。避免花粉吸入可以减少高变应原季节的气道刺激。佩戴
湿热交换器可以降低感染病毒和细菌感染的风险, 尤其是在拥
挤或封闭的地方。

　　喉切除患者合并呼吸道疾病, 如慢性阻塞性肺疾病、肺气
肿、哮喘等, 试用湿热交换器前, 应先咨询医生。目前已设计出
一种新型的 HME 过滤器, 该过滤器与静电过滤器相结合, 用于
过滤潜在的呼吸道病原体(Provox Micron^{TM}, Atos Medical)。这
个湿热交换器最接近于正常的鼻腔, 因为它不仅能过滤吸入的
空气, 还具备过滤呼出的空气的功能。静电过滤器还可以过滤
喉切除患者身上的颗粒物质和空气中的生物, 以避免吸入呼
吸道。

　　重要的是, 患者要认识到简单的造口覆盖物, 如 laryngofoam^{TM}
过滤器、领巾、手帕等不能提供与湿热交换器相同的益处。

清除湿热交换器的黏液

对于喉切除患者来说，整日咳嗽和清除分泌物非常常见。随着 HME 的持续使用，这些分泌物通常会变得更易于处理。许多患者注意到他们的分泌物减少了，变得不那么稠了。但这不会在一夜之间发生，可能需要数周才能感受到这种变化。

当喉切除术后立即使用 HME 时，患者可以较快适应，因为手术前鼻腔和气道功能仍然完好，可以和 HME 的功能有一个无缝衔接。但是，如果喉切除患者没有在手术后立即开始使用 HME，而是过了一段时间才开始使用，则需要花较长一段时间来适应。这是因为刚开始使用 HME 时，吸入空气的阻力要高于使用敞开的造口呼吸，有一些患者一开始可能会感到不适。为减轻这种不适，可以先从低阻力的 HME 开始，并在数天至 1 周后再换到一个正常阻力的 HME。

另外，当手术后没有立即使用 HME，而是过了一段时间才开始使用 HME，那么在刚开始使用时，喉切除患者反而会产生更多的黏液，这是因为他们的气道在未使用 HME 时，为了适应敞开的状态，需要产生更多的黏液来补充呼吸时丢失的水分，来保持呼吸道湿润，而刚开始使用 HME 时，这种状态还没有调整过来，气道仍然会产生更多的黏液，而 HME 会保留呼出气体的水分，故而导致气道内黏液增多。这种状况通常会持续几天直到气道调整到适应 HME 的状态。

当黏液被咳出时，它会附着在 HME 的背面，被称为"黏膜守卫"，可以防止黏液渗入泡沫。当这种情况发生时，患者可能会感觉呼吸费力，直到黏液被清除才会有所改善。因此，重要的是，要尽可能多用软布、软质地或专用的软牙刷来擦拭黏液，以确保呼吸舒适，并妥善管理分泌物。如果不能进行适当的清洗，就应该更换 HME。

湿热交换器对喉切除患者呼吸的影响

喉切除术使吸入的空气绕开了鼻腔和上呼吸道,而鼻腔和上呼吸道具有加湿、过滤和保暖的作用;另外消除了空气阻力以及缩短空气到肺部的距离,因而减少了吸气所需的阻力和用功。这意味着喉切除患者不需要像术前那样呼吸费力,空气不必从上呼吸道系统(鼻、鼻腔和咽喉)通过,肺部也不必像以前那样膨胀,除非患者通过锻炼和其他方法保持自己的呼吸能力。湿热交换器增加了对吸入空气的阻力,因此增加了吸入气体所需的力气,从而能保留先前的肺活量与功能。

需要额外空气时(如跑步、骑自行车等),可以暂时移除HME,造口可以用布覆盖。某些低阻力的HME(例如Atos Medical的XtraFlow)能够增加空气流动,减少空气阻力,因此可以在锻炼时使用,也可以在长时间不佩戴HME后用作重新适应呼吸阻力的选择。

放置湿热交换器底座(外壳)

延长湿热交换器底座(外壳)使用寿命的关键是不仅要将其贴合到位,还要从皮肤上取下旧的黏胶,并清洁造口周围的区域,再涂上一层新的黏胶。

有些患者颈部造口周围的形状使得难以安装外壳或底板。有很多种类型的外壳可供选择;言语-语言病理学家(SLP)可以协助选择最好的一个。寻找最好的湿热交换器外壳可能需要反复试验。随着时间的推移,当手术后肿胀消退,并且造口周围的区域重塑时,外壳的类型和大小可能需要更改。

底座部黏液的积聚会削弱底座的附着力,最终导致底板密封不牢,甚至导致漏气。将底板(壳体)尽可能靠下放置,可以减少黏液的积聚,从而达到造口的良好密封。这也使得黏液与底座的距离变长,在黏液堆积导致底板失效之前,患者会有更多的时间来清除。因为每名患者的造口和皮肤的解剖结构都是独一无二的,如何找到底板放置最佳位置可以由言语-语言病理学家或耳鼻咽喉科医生指导完成。

下面是关于如何放置湿热交换器外壳的建议说明。在整个过程中,重要的是在放置 HME 外壳之前耐心等待液体形成皮肤保护膜和硅胶皮肤黏合剂晾干。这也许需要花时间,但遵循这些指示很重要:

● 用含有去除液的擦拭布去除旧的粘贴胶痕。

● 用酒精擦拭去除液(如果不擦去去除液,会影响新的粘贴效果)。

● 用湿毛巾擦拭皮肤。

● 用含有肥皂液的湿毛巾擦拭皮肤。清除结痂、干燥的黏液和污垢,去除头发。

● 用含肥皂液的湿毛巾清洗造瘘口,然后彻底晾干。

● 使用皮肤保护膜并且干燥 2~3 分钟。

● 为了增强附着力,应用硅胶皮肤黏合剂(Atos Medical)或 Skin-Tac™ 擦拭剂(Torbot, Cranston, Rhode Island, 20910),并使其干燥 3~5 分钟(这对于使用免按压型 HME 患者来说能提供更强的黏合力,显得尤其重要)。

● 用一只手紧绷造口周围皮肤,使其尽可能的平整。另一只手选择最合适的位置安装 HME 的外壳,让空气流通、附着良好(图 9-2)。尽量将其向下放置,达到气孔和密封底部之间的最大距离。环形处牢牢地压在皮肤上,防止它粘在皮肤上的任何深折痕或缝隙上。

● 当使用免按压型湿热交换器时,在说话前等待 5~30 分钟以使粘胶"固定"。

一些言语-语言病理学家建议在放置之前先将其在手上、

腋窝下放置几分钟，或者用吹风机吹热。当使用粘胶时，加热是特别重要的，但注意不要太热。

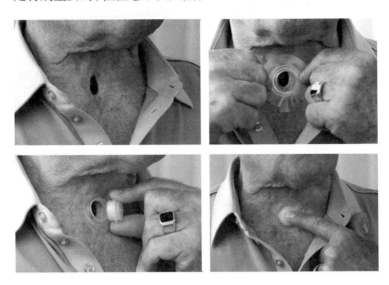

图9-2 在造口上放置基板和HME

Provox® LaryButton™ 或 Barton-MayoButton™ 的使用

对使用 HME 过滤器粘胶的人来说，可以选择使用 Provox® LaryButton™ 和 Barton-MayoButton™，或者选择免按压型（图9-3，图9-4）。但免按压型有多种问题，如密封胶不牢或过敏反应。这些按钮为喉大部分切除和喉全切除患者提供了防漏的气管造口瓣膜保护。

它们是由柔软的硅胶材料制成，而且形状无创伤，以减少不良反应，如造口刺激和出血。适用于喉切除患者的任何说话方式 Provox® LaryButton™ 通过 LaryClips 来支持 LaryButton 的保留，特别是当使用自动语音阀门时，例如免按压型湿热

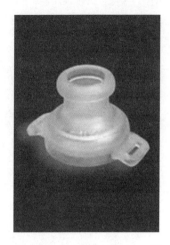

图 9-3   Provox® LaryButton™

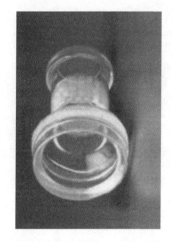

图 9-4   Barton-Mayo 按钮™

交换器。

使用按钮时需要造口的形状很整齐(圆形),包括造口两边表面的皮肤。但是,临床医师也会根据一些不规则的造口表面做出相匹配的按钮,也有可能根据某个造口轮廓定制按钮。ATOS 和 InHealth 的湿热交换器适合此类按钮。

这些按钮只适用于那些人工喉未被阻塞的人群。正确的插入和使用按钮应该在言语 - 语言病理学家或耳鼻咽喉科医生的帮助和指导下进行。

免按压型湿热交换器的使用

免按压型湿热交换器在说话时可自动关闭,阻止用造口呼气并将空气引导至发声器。这个装置可以解放双手,减轻患者的负担。需要注意的是,使用免按压型湿热交换器时,呼出的空气会产生更多的压力,从而可能导致湿热交换器外壳密封件破裂。说话时减少呼气压力,如说话轻柔些(接近耳语),说 4~5

个字之后喘一口气，可以防止密封破裂。在需要大声说话之前用手指支撑也会有帮助。咳嗽之前快速取出设备也很重要。

市面上有几款免按压型设备，可选用专门公司生产的免按压型 HME 如 Atos Medical 提供了 Provox® 免按压型 HME™ 和新 Provox® 免按压型 Flexivoice™；InHealth Technologies 的调节气管造口阀二代（ATSV Ⅱ）®（图 9-5，图 9-6）。所有设备都能自动关闭。新 Provox 免按压型 Flex® 可以自动和手动操作，同时还可以在潮湿或高气流湿热交换器之间做出选择。

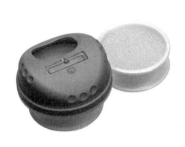

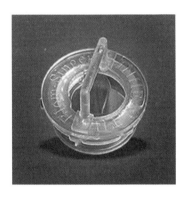

图 9-5 Atos Medical 的 Provox® 免按压型 Flexivoice™

图 9-6 InHealth Technologies 的可调节气管造口阀二代（ATSV Ⅱ）®

免按压型湿热交换器装置中的空气过滤器（也称为 Provox FreeHands HME 中的盒式结构）必须定期更换（每 24 小时更换 1 次，若变脏或被黏液覆盖，提前更换）。其实，若在正确使用和清洁的前提下，湿热交换器可以延长使用寿命（6 个月至 1 年）。免按压型湿热交换器装置需要进行初始调整以适应喉部呼吸和说话。有关如何使用和维护设备的详细说明可参见产品说明书。

使用免按压型湿热交换器既要保持说话的能力又不破坏底板的密封，需要认真地遵照说明书放置底板。用免按压型湿热交换器讲话的关键是学会如何说话而又不会破坏底板的密封。使用腹式呼吸可以呼出更多的空气，从而减少说话的力度并且增加每一次呼吸时说话的长度。这种方法可阻止气管内气压的积聚，从而避免破坏底板的密封。学习如何以这种方式说话可能需要时间和耐心。如果有熟练的言语 - 语言病理学家指导可能会更好。

通过以下方式说话可以更清晰、更容易：

- 说话慢。
- 每次呼气时只说4~5个词。
- 使用腹式呼吸。
- 把单词表达清楚。
- 使用低气压说话。

喉切除患者通常会通过增加呼出的气压来补偿他们的低音量，这是很累人的，可能会导致 HME 的底板周围漏气。

按照湿热交换器护理（见上文"放置湿热交换器外壳"）的步骤放置湿热交换器外壳是非常重要的，包括用去除液、乙醇、水和肥皂清洁造口周围的区域，放置 Skin Prep™，最后用胶水（Skin Tag™）。遵循说明书可以延长外壳的使用寿命，并减少密封漏气的可能性。

与普通的湿热交换器对比，免按压型湿热交换器使用时吸入空气会稍微困难些，可通过逆时针旋转阀门，来增加更多的进气量。在需要更大的空气交换情况下，暂时用普通型 HME 替换掉免按压型，或者暂时把它移走，都是很有用的。免按压型湿热交换器只能在患者清醒时才能使用，需要定期清洗，当被黏液堵塞时，根据说明书进行清洗。

使用免按压型湿热交换器的困难情况：患者造口处难以达到和 / 或保持可靠的密封，则可能无法成功地使用免按压型湿热交换器。由于广泛的手术、重建等原因，颈部周围的造口形状不规则，也很难使用免按压型。

过度的"反向压力"会导致使用免按压型湿热交换器非常困难。反向压力是指空气从肺部经咽部和口腔流出时所产生的压力。那些产生反向压力的患者觉得他们必须"推动"一些东西才能说话。增加的压力会施加到设备和粘胶壳体上，这将导致底板的密封破裂。一些导致背部过度压力的原因可以有效治疗。言语-语言病理学家的训练和指导可以帮助优化一个人的说话能力，并确保尽可能低的反向压力水平。

尽管保持密封的难度很大，但许多喉切除患者都希望用更自然的说话方式及灵活地使用双手。有些患者发现，当他们使用声音放大器时，可以保持更长时间的密封，因此需要更少的力度，产生更少的空气压力。

湿热交换器的夜间佩戴

有些湿热交换器可以全天使用（如 ProvoxR Luna；Atos Medical）（图 9-7），它们的设计是在夜间通过提供低呼吸阻力来佩戴，有侧开口，用来防止在睡觉时遮挡，由水凝胶制成，在夜间可以舒缓皮肤。

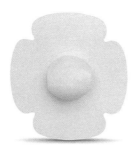

图 9-7　Provox Luna

全天候使用湿热交换器的好处是它的效果会持续一整天。在睡觉的时候，可以用普通的湿热交换器来代替免按压型。

放射治疗期间 HME 和外壳的护理

放射治疗（RT）不会损伤造口周围区域或影响人工喉。在治疗和恢复期，RT 可以引起炎症、出血和结痂。这就是为什么在那段时间喉切除术患者很难使用人工喉（TEP）。然而，继续清洁假体是很重要的。

佩戴 HME 可以让喉切除患者继续受益，然而，不推荐使用粘贴式的 HME 外壳，因为造口周围的皮肤通常会发炎。在治疗和恢复期间，可选择使用喉管（Lary Tube）。言语 - 语言病理学家可以指导和协助选择最佳的 HME 底板。

（译者：吴沛霞）

第十章　喉切除患者气管-食管发声假体的使用和护理

通过人工喉恢复说话对于喉切除患者来说是一个重要的医学进步，喉切除患者在置入人工喉后可以再次发出声音。人工喉是通过气管食管穿刺术来连接气管和食管，使肺部呼出的气体从气管流出再经由硅胶制成的人工喉进入食管，使下咽部产生振动而发出声音。

发声假体的种类

有两种人工喉：一种是内置式人工喉，这种人工喉需由言语-语言病理学家或耳鼻咽喉科医师置入或更换；另一种患者可以自行更换。

内置式人工喉通常比患者自行更换的人工喉使用时间长。但是人工喉最终都会出现渗漏，主要是因为念珠菌和其他微生物在硅胶管内生长，使阀门瓣无法完全关闭。当阀门瓣不再紧闭时，液体就很容易流过人工喉而导致渗漏（参考下面造成人工喉渗漏的原因）。

内置式人工喉能够正常运作几周到几个月。但有些言语-语言病理学家认为，置入6个月以后，即使没有出现渗漏，也要进行更换。因为如果放置的时间过长，它会使气管食管穿刺孔扩张。

患者自行更换的人工喉有较大的自主性，喉切除患者可以定期更换（每隔1~2周），但有些患者仅在发现渗漏后才进行更换。用过的人工喉在清洗后，还可以再重复使用数次。

患者是否能自行使用人工喉取决于如下因素：

● 穿刺孔的位置能够便于处理，穿刺孔的位置会随着时间而改变，处理起来会变得困难。

● 喉切除患者应具有良好的视力及操作能力，能够独立完成这个操作并依照更换的步骤来实施。内置式人工喉的更换频率低于患者自行更换的人工喉。

由临床医师进行更换的人工喉与患者自行更换的人工喉的主要差别在于轮状固定边的尺寸。由临床医师进行更换的人工喉有较大的轮状固定边，不容易意外脱落。另一个差异是由患者自行更换的人工喉上有帮助固定人工喉的插入式束带，不能被移除。在发声的音质上，使用这两种人工喉是没有差异的。

发声假体潜在的禁忌证

不是每个喉切除患者都能使用人工喉。人工喉的使用禁忌证包括：

● 灵活性差。

● 视力差。

● 肺功能不佳。

● 有精神问题。

● 体力差。

● 不能自行护理造口和人工喉。

● 表达困难。

● 复发和 TEP 的改变。

● 造口堵塞困难者。

● 缺乏对言语 - 语言病理学家或耳鼻咽喉科医师的信任。

● 缺乏社会支持。

● 潜在经济负担和缺乏医疗保险。

如何处理发声假体的渗漏或脱落

如果人工喉出现渗漏、脱落或不小心被移除时，由患者自行更换的人工喉可以由专业人员通过专门设备将它再置入。或者先将红色橡胶导管插入气管食管穿刺孔中，防止气管食管穿刺孔闭合。如果不插入红色橡胶导管，气管食管穿刺孔在几个小时之内就会闭合，若没有插入导管或新的人工喉，就可能需要重新做一个气管食管穿刺孔。若人工喉的中间出现渗漏，应在更换之前暂时先插入一个与人工喉类型和宽度相同的塞子。建议使用人工喉的患者随身携带一个这样的塞子和导管。

当患者清洗或更换设备时，通常会引起呕吐和呛咳。突然的用力吸气，会增加人工喉误吸入气管的风险。当 TEP 脱落时，人工喉可能会发生以下三种可能性：
- 患者可能会把人工喉咳出来。
- 人工喉可能会落入瘘管的食管侧，并最终沿消化道排出。
- 人工喉可能会掉入气管被吸入，患者会立即产生剧烈呛咳，人工喉可能会从造口处咳出。如果发生这种情况，患者必须立即就医，需立即把吸入的人工喉从气道中取出，否则有生命危险。

人工喉呛入后最常见的嵌顿位置是右上主支气管和气管隆突。这些部位通常是可以耐受的，但会引起呼吸困难。由于假体呛入气道存在潜在的致命后果，当假体丢失时，需要立即就医和评估。

发声假体渗漏的原因

有两种不同的渗漏形式，包括：从人工喉中间渗漏和从人工喉周围渗漏。

　　从人工喉中间渗漏主要是因为阀门无法完全关闭。出现这种状况的原因包括：真菌在阀门内增生、阀门在开启的状况下被食物和黏液或是毛发（行皮瓣修复手术者）卡住或是黏附于食管后壁。但不论是念珠菌滋生或是单纯的机械故障，所有的人工喉最终都会出现渗漏的问题。

　　若一开始插入人工喉就出现持续渗漏，通常是由于吞咽时所产生的负压，使阀门持续处于开启的状态。为了避免长期渗漏到肺部，可以使用阻抗强的人工喉来解决上述问题。但在说话时患者就需要花费更大的力气。因此，预防慢性渗漏也很重要，因为它会导致吸入性肺炎。

　　人工喉周围渗漏较少见，主要是由于 TEP 管扩张或无法紧扣假体。这与假体寿命缩短有关，但还是有可能会发生的。穿刺时，由于人工喉的宽度会变宽，会出现从人工喉周围渗漏的情形。在插入人工喉的过程中，穿刺孔会发生扩张。若组织是健康、富有弹性的，这些穿刺孔会在短时间内收缩。组织若无法收缩可能与胃食管反流、营养不良、酒精中毒、甲状腺功能减退、穿刺位置不适当、局部的肉芽组织、人工喉不合适、气管食管穿刺道创伤、肿瘤的持续存在或复发、既往放射治疗和放射性坏死有关。

　　若人工喉长度过长，也会出现人工喉周围渗漏的情形。当这种情况发生时，由于人工喉会在管道中前后移动而使管道扩张，因此要重新测量管道长度，并插入适当长度的人工喉。出现这种情况，需要在 48 小时内解决渗漏的问题。如果在这段时间内人工喉周围的组织仍然没有愈合，就需要进行全面的医学评估来确定问题的所在。

　　另一个造成人工喉周围渗漏的原因是食管狭窄。这会让喉切除患者在吞咽食物和液体时，需要花较大的力气才能将食物和液体从狭窄的通道吞咽下去，如此较大的吞咽压力，就会使食物和液体从人工喉的周围漏出。

目前有几种可以处理人工喉周围渗漏的方法,包括:暂时将人工喉移除,换成直径较小的导管以促进肌肉自发性的收缩;在穿刺孔周围使用荷包缝合术;注射凝胶、胶原蛋白或微缩AlloDerm®(LifeCell Branchburg, N.J.08876);也可以使用硝酸银或电烧灼。此外,还可以通过自体脂肪移植和插入较大的人工喉来阻止渗漏、手术或非手术关闭穿刺孔,也可以通过治疗胃食管反流(最常见的渗漏原因),使食管的组织愈合。肉芽组织可通过腐蚀(电、化学、激光)去除。

一般来说,并不建议增加人工喉的直径,因为直径较大的人工喉通常较重,脆弱的组织无法承受较大的装置,反而使问题更严重。

然而,一些学者认为直径较大的人工喉能降低说话所需的气压(较大的直径能够让气流更容易通过),这样在治疗根本原因(通常是胃食管反流)时,能够让组织恢复得更好。

使用较大的气管轮状固定边的人工喉可能会有帮助,因为轮状固定边就像垫圈一样,可以使人工喉紧密的贴合食管或气管壁,从而防止渗漏。

两种类型的渗漏都可能会造成过度剧烈的咳嗽,进而可能会导致腹壁疝和腹股沟疝发生。漏出的液体也可能会进入肺部,造成吸入性肺炎。可以利用吞食有色液体后,肉眼观察人工喉,确认是否有渗漏的情形。如果发生渗漏的现象,且在刷洗和冲洗人工喉后仍无法改善,就必须尽快进行更换。

随着时间的推移,人工喉会持续较长的时间后才开始出现渗漏。因为气道已经适应了新的环境,肿胀减轻、黏液也减少了。此外,喉切除患者熟悉人工喉的操作和处理方式,可以更好地护理人工喉。

行气管食管穿刺的患者在气管食管穿刺道区域会发生一些变化,需要言语-语言病理学家的指导。先前因为瘘管、手术及放射治疗所造成的肿胀会慢慢地减少，人工喉穿刺孔的大小也会随着时间而改变，所以言语 - 语言病理学家需要重新测量穿刺道的长度和直径，才能选择大小适中的人工喉。

使用人工喉的优点之一是可以协助去除卡在咽喉内的食物。当食物卡在人工喉的上方时，只要试着通过人工喉说话或是吹气，就可以使卡住的食物往上移动从而缓解阻塞。

如果音质改变，就必须更换人工喉，尤其当嗓音变得比较细弱，或是需要更多的呼吸支持才能说话的时候。这可能是由于酵母菌的生长干扰了阀门的开启。

内置式发声假体发生渗漏的处理

人工喉在气管内的持续渗漏会引起咳嗽，尤其是当液体被咽下时。渗漏导致的风险问题包括：

- 吸入性肺炎的发生。
- 湿热交换器的阻塞。
- 社交孤立。
- 焦虑。
- 血压和脉搏暂时性的升高。
- 食物和液体的摄入减少导致的脱水和减重。
- 腹股沟疝的发生。
- 尿失禁。

当黏液、食物颗粒或是毛发（用皮瓣修复术者）使得人工喉的阀门瓣无法完全闭合时，就会出现渗漏。此时，可用温水刷洗、清洁人工喉，以清除这些堵塞物。

如果在置入人工喉的 3 天内就出现渗漏的情况，可能是因为人工喉本身有缺陷或是没有放置在正确的位置上造成的。因为酵母菌的生长需要一段时间，所以如果在人工喉还很新时就出现渗漏的情况，那就意味着有其他造成渗漏的因素。除了使用温水刷洗和冲洗外,持续的旋转人工喉也可以清除一些碎屑。如果仍然出现渗漏,那就需要更换人工喉。

若要在更换人工喉前暂时停止渗漏,最简单的方式就是使用塞子。每一个人工喉都会有匹配其类型和宽度的塞子,使用者最好随身携带。使用塞子将人工喉塞住后就没办法说话,但可以避免在吃东西和喝水时出现渗漏的情形。患者可以在进食后,暂时将塞子移除,当需要时再塞住。这是一个在更换人工喉前可以暂时防止渗漏的办法。

虽然会有渗漏发生,但保持充足的水分非常重要。天气炎热时,处于有空调的环境中,采用不会渗漏的方式喝水,可以避免因流汗而造成的水分流失。喝水时说话可以减少甚至防止液体渗漏到气管内。应避免喝含有咖啡因的饮品,因为会增加排尿。

黏稠的液体一般不会出现渗漏的情形,但也并非绝对。通过摄入黏稠液体也可以补充所需水分。大部分水分足的食物都比较黏稠(例如:果冻、汤、燕麦粥、浸泡在牛奶中的吐司、酸奶),这些食物都不易发生渗漏,而咖啡和碳酸饮料容易发生渗漏。水果和蔬菜也含有大量的水分(例如:西瓜、苹果等)。使用者可以谨慎的使用上述方法,比较哪一种更有效。

对于某些患者来说,在更换人工喉前,可以试着以吞咽食物的方式来喝液体,因为这样不会造成渗漏,也是减少渗漏的另一种方式。这些措施可用于保持良好的水分和营养,直到更换人工喉。

清洗发声假体和预防渗漏

保持人工喉的清洁,保证其功能和耐用性是非常重要的。如果没有适当的清洁,人工喉可能会渗漏,进而影响发声。建议至少要每天两次(早晚)清洁人工喉,最好在进食后。因为进食后,食物和黏液会黏在人工喉上。尤其是在吃完很黏的食物或是当嗓音变得较细弱时，清洁更加重要。

能够预防或阻止人工喉出现渗漏的措施包括：

● 在使用厂商提供的刷子（图 10-1）前，先将其放于热水中浸泡几秒钟。

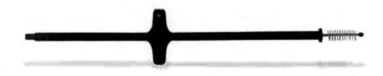

图 10-1　人工喉清洁刷（Atos Medical）

● 将刷子插入人工喉内，应避免插太深，并将刷子旋转几圈以清洁人工喉的内部。

● 将刷子拿出来，并用热水冲洗，重复上述步骤 2~3 次，直到冲洗刷子时没有异物流出。由于刷子是浸泡在热水当中，在插入刷子时，应避免超过人工喉的内部阀门，这样就不会因为温度过高而损伤食管。

● 使用厂商所提供的灯泡状滴管（图 10-2）冲洗人工喉两次，水温应为适合饮用的温度（不能太烫）。在使用之前可以先喝一小口水试温，避免因温度过高而损伤食管。

● 防止酵母菌生长（见下文）。

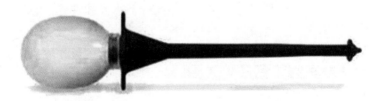

图 10-2　人工喉灯泡状滴管（Atos Medical）

在清洗人工喉时，使用温水比较好。因为温水可以溶解干燥的分泌物和黏液，甚至可以将人工喉上的酵母菌冲掉（或杀灭）。

一开始，先用镊子清洁人工喉周围的黏液，以钝头镊为佳。接下来再使用刷子插入人工喉内，以旋转的方式轻轻地前后来回清洗，每次清洁过后都要用温水彻底地清洗刷子。最后，再用灯泡状滴管将人工喉以温水（不是热水）冲洗两次。将灯泡状滴管从人工喉的开口插入，同时施加轻微的压力使开口完全封闭。放置灯泡状滴管的角度会因人而异（言语 - 语言病理学家可以指导说明如何选择最佳的角度）。冲洗人工喉时要缓慢，因为太大的压力会导致水溅入气管内。

清洗人工喉的刷子及灯泡状滴管的制造商都会提供关于如何进行清洁及何时更换刷子及滴管的说明书。当刷子弯曲或磨损时，就要更换刷子。每次使用后，都要用热水来清洗刷子和灯泡状滴管，最好可以使用肥皂来清洁，并用毛巾擦干。若要保持干净，可以将他们放在干净的毛巾上，每天在太阳下暴晒数个小时，利用太阳紫外线的杀菌能力来减少细菌和真菌。每天至少要用 2~3mL 的无菌生理盐水滴入气道两次（若空气很干燥就需要多滴几次）（图 10-3）。使用湿热交换器，可以保持黏液的湿度，而且减少人工喉阻塞的发生。

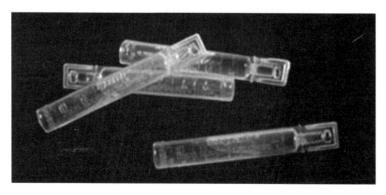

图 10-3 滴入气道的无菌盐水（"生理盐水滴液"）

预防酵母菌在发声假体中生长

酵母菌过度生长是造成人工喉渗漏的原因之一，而且会导致它无法正常运作。酵母菌在新装入的人工喉中生长形成一个菌落，并阻碍阀门完全关闭是需要一段时间的。因此，如果刚装上的人工喉出现问题，通常不会是因为酵母菌生长而造成的。

酵母菌会影响人工喉关闭功能，因此要留意换下来的装置或体内的造口是否有菌落生成。通过采取样本做真菌培养来观察典型的酵母（念珠菌）菌落，从而防止阀门关闭发生。

制真菌素（一种抗真菌药）常被用来预防酵母菌影响人工喉的工作。它有混悬剂和片剂，片剂可以捣碎并溶解于水中。据说苹果醋可以抑制念珠菌生长，可用于漱口和食用，以防止酵母菌生长在 TEP 上。

不能因为酵母菌是造成人工喉无法正常工作的原因，就主动预防性使用抗真菌药物。因为这个治疗很昂贵，可能会使酵母菌产生耐药性，也可能会引起不必要的副作用。但也有例外，包括：糖尿病患者，接受抗生素治疗、化学治疗或类固醇治疗者，以及那些很明显有酵母菌繁殖的患者，就可以使用预防性抗真菌药。

避免酵母菌在人工喉上生长的方法：

● 减少食物和饮料中糖分的摄取。在摄取了含糖食物和／或饮料后，必须彻底刷牙。

● 在进食过后都要彻底的刷牙，尤其是在临睡前。

● 每天清洁义齿。

● 糖尿病患者应该要维持适当的血糖值。

● 只有在需要时才服用抗生素和糖皮质激素。

● 在使用抗真菌药的口服混悬剂后，需等待 30 分钟让其产生作用后再刷牙,因为有些混悬剂中含有糖分。

● 将清洗人工喉的刷子浸泡在含有少量的制真菌素混悬剂中,并在睡前刷洗人工喉的内部。(可以将 1/4 片的制真菌素溶解在 3~5mL 的水中来自制混悬剂)清洗后部分混悬剂会留在人工喉内,剩下的混悬剂要倒掉,不要将过多的制真菌素混悬剂留在人工喉内,以免流入气管。在使用混悬剂清洁后,可以通过说话将这些混悬剂推向人工喉的内部。

● 食用酸奶或益生菌制品来摄取益生菌。

● 如果有酵母菌(白色的菌斑)附着在舌上,要轻轻地将它刷掉。

● 使用牙刷将酵母菌刷掉后,要更换牙刷,以免酵母菌再次生长。

● 保持人工喉刷子的清洁。

使用嗜酸乳杆菌来预防酵母菌过度繁殖

含有活嗜酸乳杆菌的益生菌制剂常用于预防酵母菌过度生长。目前美国食品药物管理局并没有批准嗜酸乳杆菌用于防止酵母菌生长。这就意味着没有对照的研究来确保其安全性和有效性。目前嗜酸乳杆菌制剂均以营养补充品而非以药物的形式出售。嗜酸乳杆菌的建议剂量为 1 亿 ~100 亿个细菌。

一般的嗜酸乳杆菌片剂皆含有推荐剂量的细菌,虽然建议的剂量会因不同的药片而有差异,但一般建议每日服用 1~3 份嗜酸性乳酸杆菌的片剂。

尽管认为口服嗜酸乳杆菌的片剂是安全的,且副作用很小,但对于肠道受损、免疫系统较弱,或肠道细菌过度生长的患者应避免服用。对这些患者来说,这种细菌可能会导致严重且甚至会引发威胁到生命的并发症，这就是为什么当我们在摄取这些活细菌前，尤其是那些具有上述情况的人，需要先向医师咨询。

（译者：吴沛霞）

第十一章 喉切除术后常见的
上呼吸道问题

喉切除术后,患者的进食、吞咽、嗅觉将不同以往,这是因为放射治疗及手术会造成永久性的改变。放射治疗会造成咀嚼肌的纤维化,导致患者张口受限(牙关紧闭),使进食更加困难。

行喉切除术时,一些与吞咽相关的喉部特定结构会被切除。从生理角度来说,吞咽功能受到一定影响,由于喉切除术后结构重建,舌根活动受限,而舌根运动是促使食物进入食管的重要推动力。此外,声带切除和气管改道会使推动食物下降至食管的声门下压力消失,造成喉部肌肉需要代偿性运动。

唾液分泌的减少、重建的喉和食管狭窄,以及皮瓣重建后的组织缺乏蠕动都可能引起进食和吞咽困难。吞咽困难和吞咽疼痛可导致唾液及口腔分泌物积聚于口腔内。患者呼吸通路绕开鼻腔而使嗅觉受到影响。

本章节主要介绍喉切除术后进食和嗅觉改变的临床表现及治疗,包含吞咽困难、食物反流、食管狭窄和嗅觉障碍。

维持喉切除术后患者营养和液体摄入的均衡

由于吞咽困难、唾液(润滑食物和帮助咀嚼)分泌减少和嗅觉功能改变,喉切除术后,进食会成为患者的终身挑战。

在进食时,摄入大量的流质会造成营养消化的困难。这是因为液体占据大部分胃的空间而食物只占少量。由于液体吸收时间比较短,因此喉切除术后患者应少食多餐。而大量的流质摄入也会导致患者频繁地排尿,干扰他们的睡眠而导致疲累和易激惹。伴有心脏疾病的患者(如:充血性心力衰竭)将面临更多问题,体内过多的液体加剧了他们的身体负担。

食物在胃内消化停留的时间较久一些(如:白奶酪、肉类、坚果的蛋白质)能使患者进餐次数减少,从而减少流质的摄入。因此,进食时限制摄入过多的液体是很重要的。吞咽困难的缓解也可以减少对流质摄入的需求,睡前减少液体摄入有助于改善睡眠。

以下方法可以改善营养:

- 摄入适度而不是过多的液体。
- 减少晚上液体的摄入。
- 摄取"健康的"食物。
- 摄取低糖高蛋白的食物(高糖促进酵母定植)。
- 咨询营养专家。

尽管进食有困难,但有必要为喉切除术后患者制订一个适当且平衡的营养方案,包含:低热量、高蛋白、含维生素及矿物质的饮食。在营养师、言语-语言病理学家和医生的帮助下维持适当体重对健康是非常有益的。

如何去除(或吞下)卡在咽喉及食管的食物

有些喉切除术后患者会反复经历食物卡于咽喉及食管而难以下咽的情况。

清除阻塞食物的方法:

- 不要惊慌。记住,你并不会窒息。因为喉切除者解剖构造的关系,你的食管和气管是完全分开的。
- 试着喝一些液体(建议温水),并试着增加口腔内的压力将食物向下挤压。有时吞咽中改变头位朝右或朝左可以让卡住的食物往下进入到胃。

● 如果使用气管食管发声假体，可尝试用力说话，这样一来，空气会通过发声假体并推动食物往咽喉后方移动，减轻梗阻。先尝试着站立位，如果不行，俯身弯腰并试着说话。

● 身体前倾（面向水池内或手持纸巾或杯子罩住口，口腔应低于胸部水平，然后用手向腹部施加压力。这样能让胃部内容物往上，有可能清除阻塞物。

这些方法适用于大多数患者，然而每名患者情况不同，因此，需要多尝试才能找出适合自己的方法。吞咽也是如此，随着时间推移，喉切除术后患者会更适应。

也有一些喉切除术后患者称他们通过轻柔地按摩，走几分钟路，跳跃一下，变换着站或坐，拍打胸部或背部，使用导管吸引或稍加等待直到食物自行进入胃内这些方法来达到解除咽喉阻塞的感觉。

如果上述任何方法都不适用，梗阻仍未解除，须寻求耳鼻咽喉科医生帮助或看急诊将梗阻物取出。

如何吞咽及预防食物梗阻于食管或咽喉

喉切除术后患者吞咽需要耐心和细心，由于食管上端的食物梗阻，吞咽困难可能会持续 1~2 天。这可能因为喉后方的局部水肿所致，会随时间推移而缓解。

避免进食梗阻的方法：

● 进食缓慢且有耐心。

● 小口进食，吞咽前充分咀嚼。

● 每次吞咽一小口，并且吞前伴着流质一起。温的流质更易于吞咽。

● 干燥 / 脆的食物可用少许酱汁、肉汁、橄榄油、奶油、牛油来湿润。

- 一些软的食物则比较易于吞咽：汤、酸奶、食物搅拌机加工过的食物、冰淇淋、香蕉等。
- 必要时吞服更多液体利于食物通过（温的液体对某些患者可能更适合）。
- 进食、进水时确保坐直，并在餐后保持至少30~45分钟。
- 避免有黏性或难咀嚼的食物。

每名患者都需找到他／她自己容易进食的食物，有些食物易于吞咽（如：烤面包或干面包、酸奶、香蕉），有些食物则有黏性（如：未剥皮的苹果、莴苣和其他叶菜类蔬菜、牛排）。

吞服药片和胶囊

对于喉切除术后患者来说吞咽大颗药片和胶囊也许很困难，随着时间的推移，他们会知道自己所能吞咽的最大体积。

服药小贴士包括：

- 有些药物含有不同的剂量，并被制成更小体积的药片或胶囊。因此，可以服用小剂量的药片或胶囊数次达到所需的剂量以便吞咽。
- 同类药物药片的尺寸大相径庭，这取决于它们的生产商。如果针对同样病种，找到不同生产商所生产的更小尺寸的药片是有可能的。
- 有些药物是有混悬剂的，最好向医生或药房咨询是否有可用的混悬剂类药物，或者由药房进行配制。
- 药丸是可以被碾碎并溶解于室温液体之中，或分成更小的部分服用，然而，碾碎的缓释药物可能会失去延时效能。而吞服大的凝胶胶囊是不太可能的。
- 胶囊可被打开并直接吞服其内容物。然而，这会使药物先接触胃酸而导致活性降低，并减弱药效。

- 一些碾碎的药物或胶囊的内容物可能会刺激口腔和 / 或食管及胃部,这些药物需与食物或液体一起服用。
- 最好和医生或药师确认是否可以将药物或胶囊内容物溶于水中。
- 无法口服药物时,可以选择肌肉注射、静脉注射、气体吸入、直肠栓剂或阴道栓剂替代。
- 当药片或胶囊太大,医生应选择相似但体积更小的药物(药效相同或相似)。

喉切除术后患者嗳气、呃逆、空气滞留

喉切除术后患者较易出现嗳气、呃逆,尤其在术后的短暂时间。这是由于术后食管上段缩窄导致咽下的空气积聚于食管和胃内所致,很多患者甚至可能长期出现此类问题。

缩窄的食管下空气滞留常见于使用发声假体患者,发声假体容易使得食管积聚空气,而且快速吞咽食物和液体能将更多空气积聚于食管和胃。进食时说话、咀嚼口香糖、吮吸硬糖、喝碳酸饮料或吸烟等都可能咽下更多的气体。

有时,胃酸反流或胃食管反流病可以因过量吞咽而造成嗳气过多。胃炎或幽门螺杆菌感染可以引起长期嗳气,幽门螺杆菌还可导致胃溃疡。在这些患者中,除了嗳气外还伴随其他症状,如胃灼热、腹痛。不合适的义齿可在进食和饮水时咽下过多的空气。一些食物如巧克力、油脂含量高的食物、薄荷等能够降低下食管括约肌张力而使得嗳气增加。

吞食过多气体(吞气症)最常见的症状是呃逆、嗳气、胃气胀、腹痛、腹胀、气胀。

减轻吞咽过多气体的方法:
- 缓慢进食和饮水。

- 充分咀嚼。
- 在直立位进食和饮水。
- 进食和饮水时不说话。
- 避免咀嚼口香糖、吮吸硬糖、喝碳酸饮料（包含啤酒）及吸烟。
- 治疗食管狭窄（如：食管扩张）（见下文）。
- 使用发声假体时用低气压缓慢说话。

气体的蓄积可引起呃逆，呃逆是无意识、间歇性膈肌和肋间肌收缩引起的突然吸气。呃逆通常由进食过量、吞咽空气及喝碳酸饮料造成胃扩张引起。药物和一些身体动作能够治疗打嗝。

身体动作包括：

- 屏住呼吸。
- 适度地用力吐气对抗闭塞的气道，通常可以按住气管造口，像吹气球一样向外吹气（瓦尔萨尔瓦动作）。
- 吞咽砂糖、硬面包或花生酱。
- 罩着纸袋呼吸。
- 冷水漱口。
- 从杯子的对侧喝水。
- 用棉签刺激鼻咽。
- 拉舌。
- 咬柠檬。
- 用膝抵住胸部并弯向前以加压胸部。

喉切除术后患者进餐中说话

喉切除者通过气管 - 食管发声假体说话，吞咽时说话有困难，尤其是当食物或液体通过食管发声假体位置时说话，几乎无法说话或仅能发出类似"泡泡"声，其原因为空气通过发声假体进入食管时受到食物或液体的阻碍。不幸的是对于行咽部皮瓣修复的喉切除者，因皮瓣没有蠕动（收缩和舒张）功能，食物的下降主要依靠重力方式移动，因此通过食管所需时间更久。

因此，在尝试说话前，进食慢一些，咀嚼时混合食物与液体使食团通过发声假体放置的区域是非常重要的。经过一段时间，喉切除者能了解食物通过食管所需时间。且进食后饮水能帮助喉切除者说话。言语 - 语言病理学家能帮助及指导喉切除者摄食及吞咽练习，从而克服吞咽困难。

吞咽困难

喉切除术后不能立刻经口进食，需要经鼻饲管进食 2~3 周，鼻饲管可以经鼻、口及气管食管穿刺孔插入直至胃内，营养液可通过鼻饲管给入。在临床实践中，这种方式正在慢慢地发生改变。越来越多证据表明在规范的手术下，术后 24 小时开始经口摄取清流质，可有助于维持吞咽相关肌肉的功能。

大多数患者喉切除术后会立即面临吞咽障碍问题，因吞咽涉及 20 多条肌肉及数条神经协调运动，手术及放射治疗可损伤上述协调机制，从而造成吞咽困难。大多数喉切除者可重新学习如何吞咽而无明显吞咽障碍。有些患者则需要调整进食方式，例如小口进食、充分咀嚼、搭配更多液体辅助吞咽。有显著吞咽困难者需要专门治疗吞咽障碍的言语 - 语言病理学家的帮助，来学习如何提高吞咽功能。尤其是在接受手术和 / 或化学治疗的患者中，由于纤维化导致的吞咽功能障碍通常需要改变饮食，咽部力量训练或吞咽再训练。吞咽练习越来越多地被当作一种预防措施而应用。

吞咽功能在喉切除术后发生改变，并且因放射治疗或化学治疗进一步复杂化。约有 50% 的喉切除者会遇到吞咽困难或食物阻塞情况，若不慎重处理，可能导致营养不良。大多数患者吞咽障碍是在出院后进食过快及未充分咀嚼时发生。由于饮用过热液体或进食尖锐食物导致食管上段损伤，此类原因造成的水肿通常持续 1~2 天。

造成吞咽障碍的原因有：

- 咽部肌肉功能异常（动力障碍）。
- 环状软骨及咽部区域的环咽肌功能异常。
- 舌根运动力量不足。
- 舌根瘢痕组织或黏膜皱襞形成假会厌，可使食物堆积在假会厌及舌根之间。
- 因舌骨切除及其他结构改变，造成舌运动、咀嚼及食物在咽部推进困难。
- 咽部或食管狭窄导致食物通过困难甚至食物堆积。
- 咽食管壁形成可收集液体及食物的囊（憩室），导致食物黏附在上消化道。

由于喉重建术中常使用的游离皮瓣没有蠕动功能，使患者吞咽更加困难，大多数患者术后食物下降至胃内主要依靠重力作用。食物到达胃部所需时间因人而异，一般需要 5~10 秒。

吞咽前应将食物充分咀嚼并与液体混合，每次吞咽少量食物并等待食团下降。吞咽固体食物时饮用液体有助于咽下食物。喉切除者需花更多的时间用餐，必须学会耐心。

喉切除术后出现的肿胀随着时间推移逐步消退，食管狭窄会减轻，最终使患者吞咽更容易。理想状况是术后几个月内患者的吞咽功能改善，如果没有改善则可选择其他的治疗方案，如行食管扩张术。扩张术通常由耳鼻咽喉科或消化内科医师完成（详见下文食管扩张章节）。

大多数扩张成功的患者在术后 6 周至 8 个月能取得稳定的疗效。然而，少数患者仍有严重的吞咽困难。临时放置非金属扩张支架可有效治疗难治性良性狭窄。如果问题持续存在,可能需要做下咽重建术,选择没有放射治疗过组织的皮瓣(如前臂游离皮瓣)。

吞咽困难检测方法

吞咽困难评估5种主要方法:

- 吞钡摄片。
- 电视荧光透视(动态X线研究)。
- 上段内镜吞咽检查。
- 纤维鼻咽喉镜检查。
- 食管测压(测量食管肌肉收缩)。

根据临床情况选择测试方法。

电视荧光透视通常作为大部分患者的首选是在透视动态检查中记录吞咽过程(图11-1)。此检查可准确地观察及研究吞咽过程中各个动作发生的先后顺序,仅限于观察颈段食管。通过低速观察正位和侧位视频影像,可进行精准的研究。这有助于识别有无食团的异常移动,例如误吸、食物滞留、解剖结构的移位、肌肉活动、咽缩肌痉挛、咽食管狭窄以及准确的口腔和咽部食团的通过时间。也可测试不同钡剂浓度及体位的效果。对于固体食物吞咽困难的患者,可用较稠密或固体食物测试。

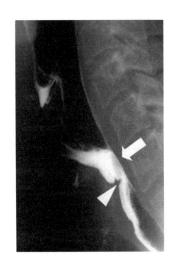

图 11-1　食管 X 线透视
（箭头指向狭窄处）

下咽及食管狭窄

食管狭窄指沿着咽 - 食管的狭窄，导致食物阻塞或食管通过困难，进而使食管呈现沙漏形态。

喉切除术后食管狭窄可能原因包括放射治疗副作用、手术缝合过紧，也有可能因瘢痕组织收缩形造成。

可以帮助患者的措施包括：

- 饮食改变或进食姿势改变。
- 环咽肌切开术扩张术。
- 放置自膨式塑料支架。

其他的替代方法包括鼻肠管、胃造口管及空肠造口管。这些治疗方案都不适用的患者还可使用全胃肠外营养。

食管支架

食管支架是一种约 2cm（3/4 英寸）宽的可弯曲的弹性网状管，被放置于食管狭窄区域，使得食物和饮料通过狭窄达胃部。支架不如正常食管那样宽或灵活，所以进食时应小心，避免阻塞支架。

食管支架置入通常需要同步内镜及透视引导，任选其中一种方式置入亦是安全的。通常情况下，放置支架前不需要扩张狭窄。大多数支架放置在远端并跨越胃食管交界处，但也可以进行近端支架放置（需要更精确定位，图 11-2）。并发症包括出

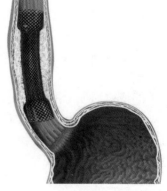

图 11-2　食管支架放置位置

血和穿孔（较罕见）以及移位、肿瘤过度生长和向内生长
（较常见）。

咽及食管的扩张

　　食管及手术重建的咽部狭窄是放射治疗及喉切除术后常见
后遗症，食管扩张通常需要重复实施，食管扩张的频率因人而
异。一部分患者需终身接受食管扩张术，另一部分患者则只需
扩张数次。食管扩张术可引起疼痛，通常需要使用镇痛药或麻
醉药。应用一系列不同管径宽度的扩张器从小号到大号缓慢
并循序渐进地扩张食管（图 11-3），虽然扩张术减少了组织纤维
化，但是一段时间之后会重新发生狭窄。

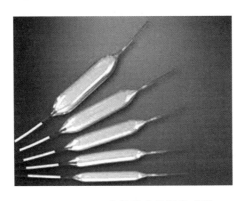

图 11-3　用于食管扩张的导线球囊

　　有时会用球囊而不是扩张器来扩张局部狭窄，食管表面应
用或注射激素亦有帮助。虽然扩张术是由耳鼻咽喉科或胃肠外
科医师施行，但部分患者也会在家通过家庭装置自行操作。在
一些困难病例中，则需要借助手术切除狭窄或用皮瓣代替狭窄
部分。

　　由于扩张会破坏纤维化，因此扩张术所产生的疼痛可能会

持续一段时间。服用镇痛药可以缓解疼痛。

使用气管食管语的发音问题

喉全切除术后患者,采用气管食管语会发出一种紧张、顿挫的声音甚至失声。造成这种发音困难的原因可能包括咽缩肌痉挛、术后组织肿胀、气管 - 食管造口堵塞不当、发声假体故障、咽食管狭窄等。

● 咽缩肌痉挛或咽部张力过高:当患者尝试发声时,咽缩肌发生痉挛,咽部紧张,阻止或限制气流通过振动带。这种情况可导致失声(痉挛后咽腔完全关闭);发出短声后随即失声(释放少量气体后咽腔因痉挛完全关闭);或者发声紧张(痉挛后咽腔部分关闭)。在上述情况中,不会随着时间的推移而发展,喉切除术患者要么就在术后就出现此类问题,要么就不发生此类情况。

● 术后组织水肿:术后气管食管壁肿胀能使咽食管振动部分变窄甚至闭合,产生类似于咽缩肌痉挛的发音问题。随着时间的推移,肿胀消退后发声障碍也逐渐消失。

● 发音时气管 - 食管造口不恰当闭合:患者发音时气管 - 食管造口闭合的方式会影响声音质量。使用指压封闭式,如不完全闭合导致有涡流状气流溢出,发声质量较差,影响发音清晰度。如果指压闭合式加压过大压迫振动带,会导致张力过高或失声。如果用手指按压过重影响发音,则有必要对患者进行闭合轻触式训练。

● 发声假体的影响因素:与发声假体相关的多个因素会影响发音质量,类似于咽缩肌痉挛引起的发音问题。当发声假体部分或者全部被干痂堵住时,会导致发声紧张甚至不能说话。干痂被取出后就能正常发音。

尺寸不匹配的发声假体同样会导致类似的发声障碍。发声假体过长可能会压迫食管壁，减少或抑制气流通过发声假体。发声假体过短会引起气管 - 食管窦道的食管端狭窄，从而引起发声紧张甚至失声。通过移除假体可以解决发声假体引起的问题，适宜尺寸的扩张器能顺畅地通过气管 - 食管窦道，扩张器通过开放的窦道被取出后即能测试发音质量。当窦道开放时发声障碍仍然存在，可以排除发声假体的问题。

● 吞咽困难是发声障碍的原因之一：吞咽固体食物困难或不能吞咽固体食物时，可能是由于狭窄导致的吞咽通道阻塞。咽部和食管扩张（见上文）能提高发音功能。然而狭窄可能复发，所以需要反复扩张。

X 线透视检查能诊断发音和吞咽时的咽缩肌痉挛及咽食管狭窄。咽缩肌痉挛可以表现为发音时后部咽缩肌短暂膨出。咽食管狭窄表现为吞咽时造影剂通过的新咽腔或食管腔变窄。这两种情况可以同时存在。

查找喉切除者发音障碍的根本原因，并给予恰当的干预，能使患者获得更流利的气管食管音。

Botox® 在咽缩肌痉挛中的应用

Botox 是一种药物，它是由肉毒杆菌产生的毒素 A 制成的。肉毒杆菌是一种厌氧菌，它会引起肌肉麻痹，称为肉毒中毒。肉毒毒素作用于突触前胆碱能神经纤维，抑制神经肌肉接头释放乙酰胆碱，导致肌肉部分麻痹。少量肉毒毒素即会造成肌肉暂时麻痹 3~4 个月。它可以用来控制肌肉痉挛、过度眨眼和减少皱纹。少见的副作用为全身性肌无力，罕见死亡。Botox注射是喉切除术后提高吞咽功能及气管食管发音的治疗选择之一。

对喉切除者来说，局部注射 Botox 可以减轻发音振动带张力过高或痉挛，从而使食管发音或者气管食管发音时不需要用过多的力气就可发声。然而，它只对过度收缩的肌肉有效，对于痉挛的肌肉需要相对较大的剂量。Botox 也可以用于松弛吞咽困难时过度紧张的下颌肌肉。Botox 对于非肌肉痉挛导致的问题没有效果，例如食管憩室、放射治疗后组织纤维化导致的狭窄、手术后瘢痕和狭窄等。

喉切除后气管食管发音失败常见的原因有咽缩肌张力过高或咽食管肌肉痉挛，这种情况往往在喉切除术后立即出现，且不随时间发生改变。因为讲话时咽缩肌张力增高，使食管内压峰值增高，从而影响讲话流畅度。咽缩肌张力增高妨碍食物和液体通过咽腔，同样会影响吞咽功能。

Botox 注射可以在门诊由耳鼻咽喉科医生完成，通过经皮下注射或者在胃镜下注射的方式。经皮下注射位置在气管造口旁的上方，沿着新咽腔的一侧，注射到咽缩肌内。

经胃镜下注射的方法通常是在无法经皮下注射时才会使用，例如放射治疗后出现严重纤维化的患者、颈部解剖结构破坏的患者，以及焦虑和无法忍受经皮注射的患者。胃镜下注射的方法能提供更直接的视野和更高的精准度。这项操作通常由消化科医生完成，注射后需要通过球囊按压，局部轻微扩张从而促使 Botox 分布更加均匀。

咽瘘

咽瘘是咽部黏膜和皮肤之间的异常通道。唾液经由咽部渗漏至皮肤，提示咽部手术缝合处有破裂。咽瘘是喉切除术后最常见的并发症之一，通常发生在术后 7~10 天。形成咽瘘最主要的原因是切口愈合不良。切口张力过大、术后切口感染、营养不良、持续性吸烟和饮酒、术前放射治疗等是导致切口愈合不良和咽瘘的常见因素。

大多数瘘管能自行愈合而无需行二次手术修复。为了使瘘管的分泌物能排出，需要建立引流通道。发生咽瘘时不能经口进食，可以采用经皮内镜下胃造口术来提供营养。对于一些不能自行愈合的咽瘘，可能会对气管造口或肺部造成一些不利影响，需采用手术修补。

瘘管是否闭合可通过染料试验（如摄入亚甲蓝，如果瘘管畅通，皮肤会出现蓝色物质）和/或造影剂对比研究来评估。

喉切除术后的嗅觉

虽然常规喉切除手术并不涉及切除与嗅觉相关的神经，但喉切除的患者常常会经历嗅觉障碍，这是因为呼吸时气流路径发生改变。在喉切除手术前，气流经由鼻腔和口腔进入肺部，气流通过鼻腔时，气味分子被嗅觉的神经末梢发现捕捉，从而感受到气味。

然而，在喉切除术后，气流不再经过鼻腔，患者通常感觉丧失了嗅觉。患者需要通过重新学习如何闻到气味，通过闭口吞咽，形成一个真空将气流导鼻腔。

"礼貌打哈欠"（polite yawn technique）方法可以帮助喉切除者重新获得嗅觉。这种方法类似于闭口来打哈欠，下颌、舌部迅速向下运动，但嘴唇保持闭合，形成一个微弱的真空，这个动作会产生类似真空吸力的效果，将气流导向鼻腔方向，患者通过新气流感受到气味。通过练习，即可以使舌部细微而有效的运动就达到真空吸力的效果，来引导气流进入鼻腔。

如何避免不愉快的嗅觉

喉切除术后患者的"优势"之一就是能避免不愉快的味道或臭味，例如二手烟难闻的味道。这是因为喉切除后都是通过造口呼吸，而嗅觉是气体通过鼻腔时产生的。因此可以通过以下方法阻止讨厌的味道进入鼻腔，避免产生不愉快的嗅觉：

- 手指捏住鼻孔
- 每个鼻孔各放置一棉花球
- 戴外科口罩遮住鼻（口罩可带或者不带塑料膜）

（译者：刘会勤　薛继尧　肖喜艳）

第十二章　头颈恶性肿瘤手术和放射治疗后的常见问题处理

本章介绍影响喉全切除者和其他头颈恶性肿瘤患者的各种常见问题，高血压已在第三章介绍，淋巴水肿已在第五章介绍。

疼痛的处理

1. 一般性疼痛

许多肿瘤患者会出现令人苦恼的疼痛问题，疼痛可能是肿瘤的重要症状之一，甚至可以帮助医生诊断肿瘤。因此，不能忽视这个问题，且需寻求专业的医疗协助。肿瘤相关疼痛有程度和性质上的差异，疼痛可能是持续性、间歇性，程度上可能是轻微、中等或严重，性质上可能是隐痛、钝痛或刺痛。

疼痛的原因可能是由于肿瘤压迫，或肿瘤生长并破坏周围组织结构导致的。随着肿瘤的体积的增大，可能压迫神经、骨骼或其他结构，也会导致疼痛。头颈恶性肿瘤可能侵犯黏膜，致其暴露于唾液和口腔菌群中也会引起疼痛。另外，肿瘤的扩散或复发更有可能导致疼痛。

肿瘤的治疗可能导致疼痛的发生，如：化学治疗、放射治疗及手术治疗，这些均是导致疼痛发生的潜在原因。化学治疗会导致腹泻、口腔溃疡和神经损伤。头颈恶性肿瘤的放射治疗会导致皮肤、口腔的疼痛和灼烧感以及肌肉僵硬和神经损伤。手术也会导致疼痛，可能遗留外观畸形和/或形成瘢痕，需要较长时间的康复。

肿瘤相关疼痛有许多治疗方案。如果可能,通过放射治疗、化学治疗或手术治疗消除疼痛的根源是最佳选择。如果上述方案不能消除疼痛,疼痛科医生仍能凭借其他方案缓解疼痛不适感,包括镇痛药、神经阻断、针灸、指针疗法、按摩、物理疗法、冥想、放松,甚至幽默等。疼痛管理专家可以提供这些治疗。

镇痛药的给予方式包括片剂、可溶性片剂、静脉注射、肌肉注射、直肠给药、皮肤贴剂。药物的种类包括:镇痛药(例如:阿司匹林、对乙酰氨基酚)、非甾体抗炎药(例如:布洛芬)、弱阿片样物质(例如:可待因)、强阿片样物质(例如:吗啡、羟考酮、氢吗啡酮、芬太尼和美沙酮)。其他镇痛药还包括卡马西平(一种抗惊厥药)和加巴喷丁(一种 γ- 氨基丁酸类似物)。

所有的这些药物都有副作用,如:可待因可导致便秘等,需在医师的指导下使用。

有些患者没有接受合适的治疗方案控制疼痛,原因是多方面的。可能是医生不愿意对疼痛进一步问诊或者提供治疗。也可能是患者不愿意说出自己的疼痛病情,害怕药物成瘾或药物的副作用。

疼痛治疗既可减轻肿瘤患者的不适感,提高生活质量,也可减轻照料者的护理压力。应鼓励肿瘤患者向医务人员诉说疼痛问题并寻求帮助。疼痛科专家针对患者的疼痛进行评估可提供重要的帮助。目前所有的肿瘤医院和科室都有疼痛管理和治疗方案。

目前,有研究认为针灸可以缓解患者的疼痛,但临床研究数据还不充分,临床治疗效果还不肯定。

2. 头颈部的慢性疼痛

头颈恶性肿瘤治疗后的慢性疼痛可以控制,发生率约为15%。颈清扫术后的肿瘤患者常出现肩颈部疼痛,可导致肩颈部功能受限并导致患者术后失业。

这种情况可通过物理治疗和合适的疼痛控制来治疗。药物治疗，如加巴喷丁和卡马西平均可。疼痛缓解方案可采用麻醉药物和行为治疗，这些措施对于控制慢性疼痛都很重要。头颈恶性肿瘤患者颈清扫术后，针灸也可明显缓解疼痛，恢复肩部功能，以及缓解口干不适。

2016 年 7 月，美国临床肿瘤学协会发布了一项帮助临床医生缓解患者疼痛的指南。该指南涉及疼痛筛选和综合评估、治疗和护理选择，包括药物和非药物干预，并特别注意与阿片类药物使用相关的风险和益处。该指南可通过以下网址获得：http：//ascopubs.org/doi/full/10.1200/JCO.2016.68.5206

针灸治疗用于缓解头颈恶性肿瘤患者治疗后的副作用

针灸可辅助治疗患者的疼痛和呕吐不适。也可辅助治疗焦虑，使患者放松并改善整体不适感，提高生活质量。

针灸能够刺激神经并释放一些因子减轻疼痛。这些因子可改变人体的生理功能，比如肌肉的张力。人体的内啡肽释放后可缓解疼痛，针灸可以刺激人体释放 5- 羟色胺（一种疼痛缓解物）缓解疼痛不适感。

目前没有证据证明针灸能够辅助治疗恶性肿瘤。但是，针灸可以控制肿瘤的症状及其治疗过程中产生的副作用和一些不适症状。目前发现针灸可以控制化疗导致的呕吐、乏力和疼痛。针灸可以缓解肿瘤相关的疼痛并减少麻醉药物的使用，减少这些药物产生的副作用。

针灸师可采用各触发点和痛点针刺疗法、经皮神经电刺激疗法、骨穿刺，以及全身能量针灸疗法。应用合适的一次性的不锈钢针，经皮刺激患者的触发点。针灸治疗开始阶段，采用的钢针较少，但可根据患者的反应和疼痛的症状进行调整。钢针本身不会导致疼痛，但会有刺痛感，这种感觉一般持续10~30分钟。

针灸疗法的治疗效果取决于多个临床因素，如：临床症状、临床分期、治疗时间点和疾病范围。

针灸可用来治疗各种疼痛和其他症状。

针灸可以辅助缓解头颈恶性肿瘤患者的以下不适症状：

- 急慢性疼痛。
- 放射治疗后口干。
- 肌肉痉挛、震颤、抽搐、挛缩。
- 外周神经病变（也包括化学治疗后的）。
- 放射治疗后淋巴水肿（目前还是实验阶段）。
- 焦虑、恐惧、惊恐。
- 肿瘤及化学治疗相关乏力。
- 药物毒性反应。
- 神经痛。
- 部分功能性胃食管疾病（化学治疗后恶心、呕吐，食管痉挛，胃酸过多等）。
- 头痛、偏头痛、眩晕、耳鸣。
- 粘连性肩关节囊炎（"冰冻肩"）。
- 颈椎和腰椎综合征。
- 失眠。
- 厌食症。
- 顽固性呃逆。
- 便秘。

接受经过专业训练的治疗师进行针灸治疗，是非常安全的，副作用也非常少。最常见的副作用包括少量出血或挫伤，仅有3%的患者可能出现这些情况。

复发或新发头颈恶性肿瘤的症状和体征

大多数头颈恶性肿瘤患者通过药物或手术切除根治肿瘤，然而，仍有肿瘤复发的可能，需要警惕肿瘤复发或新的原发性肿瘤可能。因此，了解喉癌和其他头颈恶性肿瘤的表现是非常重要的，以便能够早期发现。

头颈恶性肿瘤的症状和体征如下所述：

- 痰中带血。
- 鼻、咽喉或口腔出血。
- 颈部或颈外肿块。
- 口腔肿块、白斑、红斑或暗色斑块。
- 呼吸音异常或呼吸困难。
- 慢性咳嗽。
- 嗓音变化（包括声音嘶哑）。
- 颈部疼痛或肿胀。
- 咀嚼、吞咽或舌运动障碍。
- 脸颊增厚。
- 牙周疼痛或牙齿松动。
- 口腔溃疡久不愈合，或范围扩大。
- 舌或口腔其他部位麻木。
- 口腔、咽喉或耳持续性疼痛。
- 口臭。
- 体重减轻。

有以上症状者，应尽快寻求耳鼻咽喉科医师的诊治。

头颈恶性肿瘤的转移

头颈恶性肿瘤（包括喉恶性肿瘤），会转移到肺和肝，其中较大的肿瘤和晚期肿瘤转移风险较高。肿瘤出现以后的前

5 年,为肿瘤转移高风险期,特别是前 2 年。如果肿瘤周边的淋巴组织没有发现肿瘤,那么转移的概率会相对较低。

曾患肿瘤的患者,很可能发生另一种与其头颈恶性肿瘤无关的恶性肿瘤。随年龄的增长,经常会发生其他需要处理的医疗问题,如高血压和糖尿病,因此摄取足够的营养,保持牙齿、身体和精神健康,接受良好的医疗护理和定期体检显得十分重要。当然,头颈恶性肿瘤的治愈者与其他人一样,需要留意各类型恶性肿瘤,以下的恶性肿瘤通过定期检查相对容易诊断,包括乳腺癌、宫颈癌、前列腺癌、肠癌和皮肤癌。

甲状腺功能减退及其治疗

大多数喉切除手术会引起甲状腺激素减少(甲状腺功能减退),这是由于喉切除手术期间接受放射治疗,以及部分或全部甲状腺切除的影响。

甲状腺功能减退的症状有所不同,某些患者没有症状,而某些患者有严重的或极少数有危及生命的症状。甲状腺功能减退的症状是非特异性的,与多数正常的衰老变化相仿。

一般症状:甲状腺素可刺激身体的新陈代谢,因此甲状腺功能减退的多数症状,是因代谢过程减缓而产生的,全身症状包括疲乏、行动迟缓、反应迟钝、精神抑郁、体重增加和怕冷。

皮肤:出汗减少、皮肤干燥增厚、毛发粗糙、毛发稀疏、眉毛脱落、指甲易碎。

眼睛:轻度的眼周肿胀。

心血管系统:心动过缓、收缩减弱、整体功能下降,这些皆可导致疲乏和运动后气短,甲状腺功能减退也可引起轻度高血压,并升高胆固醇水平。

呼吸系统:呼吸肌功能减弱、肺功能下降,症状包括疲乏、运动后气短及运动能力下降,甲状腺功能减退可能导致舌体肿胀、声音嘶哑和睡眠呼吸暂停(喉全切除者不会出现睡眠呼吸暂停)。

消化道系统:消化道运动功能下降,引起便秘。

内分泌系统:月经周期不规律,表现为无月经,或月经周期长,或月经周期过短及月经过多。

甲状腺功能减退可通过服用合成的甲状腺激素(甲状腺素片)来治疗。最好在每天同一时间段,早餐前 30 分钟空腹服用药物。因为脂肪含量丰富的食物(例如:鸡蛋、培根、吐司、薯饼和牛奶)会降低甲状腺素约 40% 的吸收率。

开始治疗后,患者应在 3~6 周内再次检测评估血清促甲状腺激素(TSH)水平,并根据检测结果调整药物剂量。甲状腺功能减退的症状一般在 2~3 周的替代治疗后开始改善,消除症状则可能需要至少 6 周的时间。

持续出现症状且血清中 TSH 浓度高的患者,服用的甲状腺素的剂量可在 3 周内增加。而在治疗开始或剂量改变后,需约 6 周时间才能达到稳定的激素水平。

在每 3~6 周调整激素剂量期间,需要检测 TSH 的水平,直到 TSH 浓度正常(约 0.5~5.0mU/L)。达到正常浓度后,仍需定期检测。

在确定好合适的治疗剂量后,应定期随访患者病情,并每年检测一次血清 TSH 水平(如出现异常结果或患者病情变化时,则应根据具体情况增加检测次数)。需根据患者年龄和体重适当的调整药物剂量。

如果必须改变原治疗方案,则应检测血清中的促甲状腺激素(TSH)和四碘甲腺原氨酸(T_4)的数值水平,根据专业医生的建议确定是否需要进行药物剂量调整。

头昏和头晕

喉切除者可能出现头昏及头晕,这通常是由于放射治疗的

副作用和 / 或在使用气管 - 食管发声假体讲话时吸入空气不足造成的。

　　头颈部放射治疗可能对周围神经和自主神经系统造成损害。头晕通常发生于患者由坐位或卧位变为立位时，这是由低血压造成的（直立性低血压或体位性低血压）。这种状况可通过缓慢起立、穿弹力袜、锻炼和保证足量饮水来改善。最好的方法是咨询患者的主治医生来避免及处理这些症状。

　　讲话时吸入空气不足会导致大脑缺氧从而发生头晕和头昏。在言语 - 语言病理学家的指导及帮助下学习正确的发音方式可以帮助患者避免发生头晕和头昏。

　　按照以下步骤练习可以使发音更加容易并且不易发生头昏和头晕：

- 语速放慢。
- 在句与句之间进行呼吸。
- 呼吸时不覆盖造口。
- 每次呼气时讲话控制在 4~5 个字。
- 进行腹式呼吸。
- 讲话吐字用力清晰。
- 使用低气压发音（针对使用发声假体的患者）。

便秘

　　便秘在喉切除者中较为常见。这主要是由于患者排便时用力困难，正常情况下用力时声带闭合，呼气时气体被闭合的声带阻挡从而增强自身胸腔内的气压完成用力。人在用力提起重物时也是同样的情形。而喉切除者不能正常用力，因为其气管造口无法阻止从肺内流出的气体向外逸出。然而有些未安装发声假体的患者封闭其造口后是可以完成用力的。安装发声假体的患者无法用力是因为呼出的气体会通过发声假体逸出。

另外,喉切除者发生便秘还可能与其吞咽困难而摄入较少的蔬菜和水果有关。

通过以下方法预防便秘发生:

● 食用纤维含量高的食物(如水果、蔬菜和谷物制品)从而减少对泻药的依赖性。

● 饮用大量液体,保证体内水分充足。

● 餐后排便,利用进餐后(尤其清晨)肠蠕动增强。

● 服用泻药,包括口服体积成形泻药(如车前草、甲基纤维素),容积性泻药(聚乙二醇),低吸收或不吸收的糖类泻药(如乳果糖、山梨醇),盐类泻药(如柠檬酸镁),及口服刺激性泻药(如双醋苯啶、番泻叶)和直肠刺激性泻药(如双醋苯啶、比沙可啶)。

● 尽可能避免使用可能导致便秘的药物(如可待因、钙剂、铁补充剂)。

● 减少摄入可导致便秘的食物(如巧克力、香蕉、米饭等)。

● 积极主动地坚持锻炼。

严重的便秘可以通过使用甘油栓剂、灌肠及其他药物进行治疗。

一些生理疾病及精神心理因素也可导致便秘。主要包括:甲状腺功能减退、神经病变、糖尿病、肠易激综合征及抑郁。有些药物亦可导致便秘,包括:抗组胺药、抗抑郁药、解痉药、镇痛药(阿片类药物如可待因)、降压药、抗酸药及钙铁补充剂。

建议有便秘的患者向医生寻求医学评估及治疗。

胃食管反流

大部分喉切除者都会出现胃食管反流倾向或者胃食管反

流病（GERD）（图 12-1）。食管中有两条肌肉束或称括约肌起阻止反流的作用，其中一条位于贲门处，另一条位于颈段食管起始部、喉的后方。下食管括约肌经常因食管裂孔疝而受损，而在年龄超过 70 岁的人群中有超过 3/4 的人可能会发生食管裂孔疝。上食管括约肌（即环咽肌）正常情况下可阻止食物向口腔内反流，在喉全切除术中则被切除。这导致食管上段松弛无力，经常处于开放状态，从而导致胃内容物向咽喉及口腔反流。因此，当患者向前屈体或躺下时胃内容物及胃酸就会反流，尤其在进食后 1 个小时内。这种情况在患者使用 TEP 发音用力呼气时也可能发生。

　　使用抑制胃酸的药物，如抗酸药和质子泵抑制剂，可以减轻由胃酸反流导致的副作用，例如咽喉刺激、牙龈损伤和味觉异常。进食或饮水后不要立即平躺也可以避免发生反流。少食多餐可减少反流。

　　胃酸反流是指正常情况下胃酸向上进入食管内，这种症状也被称之为胃食管反流病。

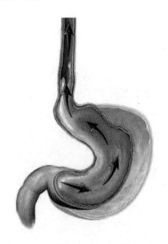

图 12-1　食物由胃内反流入食管

胃食管反流的症状及治疗方法：

● 胸部烧灼感（胃灼热）。

● 咽喉部烧灼感或有酸味。

● 胃痛或胸痛。

● 吞咽困难。

● 咽喉疼痛或声音嘶哑。

● 不明原因的咳嗽（喉切除者中不存在，除非发声假体漏气）。

● 喉切除者：发声假体周围肉芽组织形成、发声假体使用寿命缩短、发音障碍。

减少和预防胃食管反流的措施：

● 减肥（针对超重患者）。

● 减轻压力，练习放松的方法。

● 避免食用可使症状加重的食物（例如：咖啡、巧克力、乙醇、薄荷及油腻的食物等）。

● 戒烟及避免二手烟。

● 每天少食多餐，而不是暴饮暴食。

● 进食 30~60 分钟内保持坐位或直立位。

● 进食后 2~3 小时避免仰卧。

● 将床头抬高 6~8 英寸（约 15~20cm）（把木块放在床头的床腿下，或在床垫下面放置楔形物）或用枕头将上半身抬高到与水平呈 45° 角的高度。

● 在医生指导下服用抑制胃酸产生的药物。

● 向下屈体时弯曲膝盖而不是弯曲上半身。

治疗胃食管反流的药物：

减轻胃酸反流的药物主要有三类：抗酸药、组胺 H_2 受体拮抗药（亦称 H_2 阻滞剂）和质子泵抑制剂。这些药物利用不同机制阻断或减少胃酸。

液态的抗酸药一般比片剂更有效，在饭后或者睡前服用效果往往更佳，但是药效较短。H_2阻滞剂（如法莫替丁、西咪替丁、雷尼替丁）通过减少胃酸产生量发挥作用。其药效较抗酸药长，可以缓解较轻的症状。大部分H_2阻滞剂不需处方即可购买。

质子泵抑制剂（如奥美拉唑、埃索美拉唑、兰索拉唑、雷贝拉唑）是治疗 GERD 最有效的药物，可以阻断胃酸的产生，其中部分药物不需处方即可购买。此类药物可以降低钙的吸收。因此，监测患者体内血清钙的水平很重要，对于需要服用此类药物同时血清钙水平较低的患者需要同时服用钙补充剂。

若患者 GERD 症状较重或持续时间较长且较难控制则需就医治疗。

避免医疗过失

医疗过失是非常普遍的，也是美国第三大致死原因，每年可致 400 000 人死亡。避免医疗失误最好的方法就是患者自己或其家人、朋友做患者的代言人。

减少医疗失误的方法：

- 确保知情，毫不犹豫地提出质疑和要求解释。
- 在自己的所患疾病中成为"专家"。
- 在诊所就诊或在医院时有家人或朋友陪同。
- 获取第二建议。
- 向自己的主治医生提供自身情况及需求的详细信息（术前及术后）。

发生医疗失误会削弱患者对医疗提供方的信任。医疗提供方对责任的接受与承认能够在患者和自身之间建立桥梁以越过隔阂，也可重建失去的信任。当建立这种有效的沟通时，可以认识导致失误发生的具体细节从而帮助避免类似的失误再次发生。公开讨论可以向患者保证，他们的医疗服务提供者正在认真对待这一问题，并将采取措施使医院更加安全。

如果不和患者及其家属讨论发生的失误会增加他们的焦虑、失望及愤怒，从而妨碍患者康复。当然，这种愤怒也可能会导致医疗诉讼。

医疗单位增强警觉性可以减少医疗失误的发生。只要尽全力去做，那些显而易见的失误是可以避免的，如果无视它们则只会使这些失误再三发生。相关制度政策应该支持鼓励医疗健康专家揭示不良事件，不良事件的公开化、透明化可以改善医务人员和患者之间的关系。各个医疗单位可以应用多种预防措施，其中最重要的是告知患者及其照料者和家属患者自身的身体状况及诊疗计划，医疗专家则可在看到医疗计划出现偏差时进行监督及避免失误的发生。

医疗机构避免医疗失误发生的措施：

- 实施更好的、统一的医疗培训。
- 遵守已建立的医疗准则。
- 建立规范的医疗文书检查以便发现和更正医疗过失。
- 只雇佣受过良好教育及训练的医务人员。
- 劝告、训责、教育出现医疗失误的医务人员，解雇屡教不改者。
- 建立并严格遵循法规（操作说明的特殊设定），建立协议条款及各种操作的床旁清单。
- 增强卫生保健人员的监管及沟通。
- 调查所有失误并采取预防措施。
- 告知患者及其照料者患者自身的身体状况及诊疗计划。
- 保证有家属和或朋友作为患者的代理人以确保医疗操作的适当性。

● 对患者及家属的抱怨做出回应,恰当地承担责任,和家属及相关人员讨论协商以采取措施避免发生失误。

（译者:龚洪立　郑　娟）

第十三章 头颈恶性肿瘤患者的预防性照护

预防性治疗和牙齿保健对恶性肿瘤患者非常重要。许多恶性肿瘤患者包括头颈恶性肿瘤患者忽视了其他重要的医学问题，仅关注肿瘤本身。忽视其他医学问题可能会导致严重的后果，影响到健康和寿命。重点是，肿瘤患者也能患上其他疾病。这其中包括与性别及年龄相关的肿瘤（例如结肠癌、前列腺癌、乳腺癌、皮肤癌等）。

喉切除患者及其他头颈恶性肿瘤患者最重要的预防措施包括：

- 正确的牙齿和口腔保健。
- 家庭医师进行定期检查。
- 耳鼻咽喉科医师定期随访。
- 适当的疫苗接种。
- 禁烟。
- 使用正确的技巧护理气道（例如：使用无菌盐水冲洗造口）。
- 维持营养均衡。

造口正确护理技巧详见第八章。

维持营养均衡详见第十一章。

口腔科医生定期随访以及口腔预防保健详见第十四章。

家庭医师、内科医师及医学专家的随访

持续接受包括耳鼻咽喉科医师、肿瘤放射科医师(对于那些接受放射治疗的患者)和肿瘤内科医师(对于那些接受化学治疗的患者)等专家的随访是非常重要的。随着时间的推移，从最初诊断到手术，随访的频次会越来越少。大多数耳鼻咽喉科医师建议，在确诊治疗后的第 1 年，每个月需进行一次随访检查，之后根据患者的情况减少随访的频次。应鼓励患者在出现新症状时，主动联系他们的医师。

美国大部分的癌症医疗中心都遵循国立综合癌症网的指南建议，来为头颈恶性肿瘤患者进行随访。这些指南是基于患者的潜在复发风险和第二原位癌、治疗后遗症以及治疗毒性来提供依据。

建议在治疗和/或手术后的第 1 年里，每隔 1~3 个月就需要行一次完整的头颈部检查，第 2 年间隔 2~6 个月，第 3~5 年为 4~8 个月一次，第 5 年后每 12 个月检查一次。然而，每名患者的头颈外科医生、肿瘤内科医生、放射科医生，会根据患者肿瘤复发的风险，来决定后续随访的频率。复发的风险取决于原发肿瘤的部位、肿瘤分期，以及是否有颈淋巴结转移或全身转移。

建议在治疗后的 6 个月行影像学检查，对比患病初期影像资料，并对比患者的症状、体征、吸烟史和临床检查，判断是否需要进一步检查。根据肺癌筛查指南，有吸烟史的患者建议肺部扫描。同时，患者如接受过颈部放射治疗或甲状腺切除手术还建议进行甲状腺检查，必要时接受戒烟和戒酒咨询、口腔科评估、营养评估和治疗直至病情稳定。必要时进行言语、听力评估和吞咽评估，以及抑郁状况的持续监测。

患者保持警惕性非常重要。是否肿瘤复发，或者是否出现了继发性肿瘤。在诊断治疗后的最初几年，肿瘤复发或新发肿

瘤概率很高。早期发现肿瘤复发能增加生存率,癌症 I 期的生存率为 90%,而 II 期仅为 70%。

按计划定期随访体检、影像学检查和其他检查。个体随访计划取决于肿瘤具体类型和疗程。

定期检查能确保当一个新的健康问题出现时,能得到及时处理。仔细检查是否有肿瘤复发的征象。检查包括全身常规检查,颈部、咽喉、造口的专科检查。使用内镜或间接喉镜检查上呼吸道是否异常。视情况,亦可采用影像学检查或其他检查方式。

一般的建议是手术切除肿瘤的时间越长,正电子发射断层扫描/计算机断层扫描(PET/CT)做的就越少。一般来说,第 1 年 PET/CT 每 3~6 个月一次,第 2 年每 6 个月一次,之后每年一次。然而,这些建议不是基于研究的结果,而是来自专家共识。如果发现可疑病灶,可以进行更多扫描。当安排 PET 和/或 CT 扫描时,获得疾病信息的同时患者也暴露电离辐射和 X 射线下,应权衡两者之间的利弊。

对其他医学及牙齿的问题,接受内科医生或家庭医生以及口腔科医生的随访非常重要。

避免吸烟及饮酒

吸烟和/或过量饮酒是导致多种类型头颈恶性肿瘤以及体内其他几种恶性肿瘤的危险因素。头颈恶性肿瘤患者应该接受关于戒烟的重要性的相关咨询。除了吸烟是造成头颈恶性肿瘤的主要危险因素外,饮酒更进一步增加了罹患肿瘤的风险。吸烟也可能影响肿瘤的预后。继续吸烟和饮酒的喉恶性肿瘤患者很难被治愈,且有可能发展出第二个肿瘤。在放射治疗期间或放射治疗之后持续吸烟,可能使黏膜反应的时间延长且加重,使口干(口干燥症)恶化,并影响患者的预后。

　　吸烟和饮酒也降低了喉恶性肿瘤治疗的效果。接受放射治疗时,那些仍旧继续吸烟患者的生存率低于不吸烟者。

　　可以提供咨询服务来帮助患者戒烟和 / 或戒酒。美国食品药品监督管理局也有获批药物帮助戒烟。

预防鹅口疮

　　放射治疗、化学治疗、高碳水化合物摄入、抗生素或类固醇治疗以及口腔卫生不良都会引起鹅口疮。口腔鹅口疮(也称口腔念珠菌病)是由白念珠菌引起的。念珠菌是存在于口腔的一种正常寄生菌,如在口腔中过度生长,可引起临床症状,如鹅口疮。口腔鹅口疮会引起乳白色的病变,通常发生在舌或颊内侧。有时口腔鹅口疮可能蔓延到口腔顶部、牙龈、扁桃体和咽喉后部。接受化学治疗和 / 或放射治疗者会导致口干诱发鹅口疮。

　　医生可以推荐抗真菌药。有多种剂型,包括含片、片剂,或液体,患者可以在口中含漱然后咽下。

　　有几种方法可以防止口腔酵母菌的生长:

　　● 减少食物和饮料中糖分的摄入,食用含糖食物和 / 或饮料后认真刷牙。

　　● 每餐后尤其是睡觉前认真刷牙。

　　● 糖尿病患者应维持适当的血糖水平。

　　● 只有在需要的时候才服用抗生素或皮质类固醇。

　　● 如果使用抗真菌药的口服混悬剂,应让药物停留在口腔而发挥药效等待 30 分钟后刷牙。因为有些悬液剂含有糖。

　　● 食用益生菌,可以通过食用活性酸奶和 / 或益生菌制剂来补充。

　　● 舌上如果附着了白色斑块应轻轻地刷舌头。放射性黏膜炎的患者应避免刷舌。

●在解决了口腔菌群问题后应更换牙刷，以防止酵母菌重新定植。

疫苗接种

接种疫苗是预防感染最有效的方法。它可以保护被接种者及其周围的人免受感染；减少对抗生素和抗病毒药的需求；避免住院治疗和延长生命。

由于喉切除者吸入的空气不再经由鼻黏膜过滤，他们会直接暴露在空气传播的呼吸道病原体中（如病毒、细菌）。这使他们更易患下呼吸道感染和其他通过呼吸道进入机体的感染。这就是为什么就对抗各种呼吸道病原体而言，接种疫苗至关重要。

喉切除者接种呼吸道感染的疫苗是非常重要的，如流行性感冒、肺炎链球菌和带状疱疹病毒。疾病预防控制中心（CDC）推荐预防或减轻这些感染的严重程度。

流行性感冒疫苗接种

无论年龄如何，对喉切除者来说接种流行性感冒疫苗非常重要。罹患流行性感冒可能更难处理，接种疫苗是重要性预防手段。

目前有两种类型的流行性感冒疫苗：一种适用于所有年龄层的注射型疫苗，另一种是针对50岁以下免疫功能正常者的吸入型活病毒。

每一年的冬季都会有一种新的流行性感冒疫苗。虽然造成流行性感冒的确切病毒株尚无法预测，但在世界其他地方发病的病毒株很可能也会在美国引起疾病。最好在接种前咨询医生，以确保没有接种疫苗的禁忌证（如鸡蛋过敏）。

流行性感冒疫苗预防流行性感冒的效果随季节而变化。疫苗的有效性同样也会因接种疫苗者的不同而有所不同。至少有两个因素在决定着流行性感冒疫苗是否有效：①被接种者本身的特点（如，他们的年龄和健康状况）；②设计用来防止流行性感冒病毒在社区传播的流行性感冒疫苗和流行性感冒病毒之间的同源性或"匹配性"。若疫苗与病毒不匹配，可能接种也不会有多少预防效果。

　　诊断流行性感冒的最佳方法是用一种诊断试剂盒，快速检测鼻腔分泌物。而喉切除者的鼻和肺之间并不相通，建议同时检测鼻腔分泌物和气管内痰液。

　　喉切除者有一项"优势"是很少感染呼吸道病毒。这是因为"感冒"病毒通常先感染鼻和咽喉，进而感染肺等身体的其他部位。由于喉切除者不通过鼻呼吸，因此很少患感冒。

　　对喉切除者来说，每年接受流行性感冒疫苗、使用湿热交换器（HME）来过滤进入肺部的空气，并在接触造口、HME或者吃饭之前洗手仍是非常重要的。具有静电过滤器的 Atos（Provox）Micron HME 旨在滤除潜在的病原体并降低呼吸道感染的易感性。

　　流行性感冒病毒会通过接触传播。使用发声假体的喉切除者，在说话时需按压 HME，这可能会增加病毒直接进入肺部的风险。洗手或使用皮肤清洁剂可以防止病毒传播。

肺炎链球菌疫苗接种

　　建议喉切除者和开放颈部人工气道的患者接种肺炎链球菌的疫苗。肺炎链球菌是造成肺炎的主要原因之一，在美国有两种针对肺炎链球菌的疫苗：结合型疫苗 (Prevnar 13 or PCV13) 和多糖体疫苗——23 价多糖体疫苗 (Pneumovax or PPV23)。

　　患者需要咨询医生是否接受肺炎球菌疫苗接种。美国疾病控制中心出版近期的疫苗接种指南：https://www.cdc.gov/vaccines/vpd/pneumo/hcp/index.html。

乙型流感嗜血杆菌疫苗接种

乙型流感嗜血杆菌（Hib）疫苗能防止由乙型流感嗜血杆菌所导致的严重感染，包括脑膜炎、肺炎、会厌炎。5岁以上的儿童和成人通常不需要接种 Hib 疫苗，但对于那些没有脾脏、患有镰状细胞疾病，或接受过骨髓移植术的大龄儿童或者成人是推荐使用的。喉切除者被呼吸道病原体感染的风险增加时，就可以考虑使用这种疫苗。

脑膜炎奈瑟菌疫苗接种

脑膜炎是由脑膜炎奈瑟菌引起的一种疾病。脑膜炎球菌疫苗有三种类型。在美国有两种脑膜炎球菌疫苗可用：脑膜炎球菌结合疫苗和 B 群脑膜炎球菌疫苗。CDC 建议所有 11~12 岁的儿童需要接种脑膜炎球菌结合疫苗。建议在 16 岁时增加剂量。青少年和年轻人（16~23 岁）还可以接种 B 群脑膜炎球菌疫苗。在某些情况下，可以推荐其他儿童和成人接种脑膜炎球菌疫苗。只要喉切除者被呼吸道病原体感染的风险增加，就可以考虑使用这种疫苗。

带状疱疹疫苗接种

带状疱疹是水痘带状疱疹病毒感染后引起的疼痛性皮疹。带状疱疹通常以带状、条状或一小片区域出现在面部或身体的一侧。

带状疱疹最常出现在老年人和免疫系统低下的人身上，因为受到压力、损伤、某些药物的使用或其他原因，这部分人群更易患病。疾病控制中心推荐 60 岁以上的人群使用带状疱疹疫苗（Zostavax®）来防止带状疱疹和减少带状疱疹患者感染后的疼痛。这种疫苗可使患病的风险降低一半，减少 2/3 的带状疱疹患者发生神经痛（三叉神经痛）的风险。年龄越大，带状疱疹的症状更严重。因此建议所有 60 岁以上的成人接种疫苗，无论是否得过水痘。

带状疱疹疫苗不能用于治疗活跃期的带状疱疹或疱疹后神经痛。对凝胶、新霉素或带状疱疹疫苗的任何成分过敏者禁用；免疫力低下者（如人类免疫缺陷病毒感染／艾滋病、白血病、淋巴瘤、使用类固醇、接受放射治疗或化学治疗者）；孕妇禁止使用。患者应与医师核实，以确保他们可以接种疫苗。

（译者：陈捷茹）

第十四章　口腔问题和高压氧治疗

口腔问题对喉切除者来说无疑是一大挑战，主要是由于放射治疗带来的长期影响。保持良好的口腔卫生习惯可以避免许多问题。

口腔问题

头颈部暴露于放射线后，口腔问题很常见。

放射治疗对口腔的长期影响包括：

- 上颌骨和下颌骨的血供减少。
- 唾液产生减少和唾液化学成分改变。
- 口腔寄生菌群改变。

由于上述原因，龋齿、牙酸痛、牙龈和牙周炎等问题特别突出。尽可能保持良好的口腔卫生和牙齿护理习惯，包括清洁，使用牙线和每餐后使用含氟牙膏刷牙可以减轻这些问题。使用含氟制剂漱口或者将其涂在牙龈上也有利于防止蛀牙。保持口腔湿润以及使用唾液替代品也非常重要。

一般建议接受头颈部放射治疗的患者在开始治疗前几周去看牙医，进行全面的口腔检查，并且进行每半年或1年的终身定期检查。定期由专业口腔科医生进行牙齿清洁非常重要。

由于放射治疗改变了上颌骨和下颌骨的血液供应，患者有发生这两处骨坏死的可能（放射性骨坏死）。在放射治疗区域拔牙、种植牙或是口腔科疾病也可导致放射性骨坏死。在进行口腔科处置前,患者应主动告知口腔科医生自己的放射治疗史。系统化的高压氧治疗(见下文)可以减少在拔牙或口腔科手术前后发生放射性骨坏死的风险。在高剂量的放射区域如要进行口腔科手术,推荐此项方法。如需要,亦可咨询患者的责任放射治疗医生帮助决定是否需要进行高压氧治疗。

牙病预防可以减少口腔问题引起骨坏死的风险。特殊的氟化物治疗以及刷牙、使用牙线和定期清洁牙齿有助于预防口腔问题。

长期规律的居家牙齿护理建议:

● 每餐后使用牙线清理齿缝,并且使用牙膏刷牙。

● 每日一次用舌苔刷或软毛刷刷舌。

● 每天用小苏打含漱,小苏打有助于中和口腔酸碱度。漱口液用一茶匙的小苏打添加约 360mL 的水,可以全天使用。

● 每日使用一次含氟制品。这些含氟制品可以在市面上买到,也可由口腔科医生配制。将氟化物涂抹在牙齿上,停留 10 分钟。使用氟化物后,30 分钟内不要漱口、喝水或饮食。

头颈部手术后胃食管反流也很常见,特别是对那些喉部分切除或喉全切除的患者(第 12 章)。胃酸反流会导致牙齿侵蚀(尤其是下列牙齿),最终导致掉牙。减少和预防胃酸反流的措施可在第 12 章找到。

高压氧治疗

高压氧(hyperbaric oxygen therapy,HBO)治疗是在加压舱里呼吸纯氧。高压氧治疗是针对减压病(潜水病)的标准治疗手段,也可用于预防放射性骨坏死。

HBO 广泛地应用于各种医疗领域,包括:血管中气泡(动脉气体栓塞)、减压病、一氧化碳中毒、伤口经久不愈、挤压伤、坏疽、皮肤或骨骼感染导致组织坏死(例如放射性骨坏死)、辐射损伤、烧伤、有组织坏死风险的皮肤移植片或皮瓣以及严重贫血。

单独使用 HBO 对减压病、动脉气体栓塞和严重的一氧化碳中毒进行治疗非常有效。为了有效治疗其他疾病，HBO 治疗被用作综合治疗计划的一部分，并与适合个人需要的其他治疗和药物联合使用。

为了达到良好的效果，HBO 治疗需要超过一个疗程。所需的疗程数量取决于病情。某些情况，如一氧化碳中毒，只需要治疗 3 次。其他，如放射性骨坏死和伤口经久不愈则可能需要20~30 次治疗。那些需要拔牙的患者通常需手术前治疗 20 次，手术后治疗 10 次。

HBO 可用于治疗头颈恶性肿瘤患者的放射性骨坏死、难治性骨髓炎、口腔科手术（例如拔牙）、避免皮瓣或移植片失败的风险，以及软组织坏死和伤口感染。使用抗生素与 HBO 联合治疗这些感染者。

高压氧舱的空气压力是正常气压的 3 倍。对比在正常气压下的呼吸，高压氧能使肺部获得更多的纯氧。

血液携带氧并输送到全身，刺激释放"生长因子"的化学物质和促进愈合的干细胞。当组织受损时，需要更多的氧气来维持存活。高压氧治疗可以增加血液中的含氧量，暂时恢复血气的正常水平和组织功能。这些都可以促进组织愈合及增强组织抗感染能力。

没有证据显示 HBO 是肿瘤生长的刺激因素，或是复发的促进因素。然而，有证据表明 HBO 可能在某些肿瘤亚型中具有肿瘤抑制作用。

HBO 治疗可以在门诊进行，不需要住院治疗。如果高压氧治疗是在外院机构，住院患者可能需要来回转运。

高压氧治疗有两种设置：

• 为一个人设计的单人舱，患者躺在软垫上滑入透明的塑料舱里。

● 设计可容纳多人的高压氧舱,并安装有多个位置,患者可以坐着或躺下。使用通风柜或面罩输送氧。

在 HBO 治疗期间,气压增加会在耳内产生一种暂时的膨胀感,这种感觉类似乘坐飞机或处于高海拔的地方,可以通过打哈欠来缓解。

每次治疗可能持续 1~2 个小时。在整个治疗过程中有医护人员观察患者的状况。高压氧治疗后,患者可能会感到头晕。通常,这种感觉会在数分钟内消失。

一般而言,高压氧治疗相对安全,鲜有并发症。大多数并发症是由于气压增大造成,中耳容积性气压伤(如鼓膜破裂)、鼻窦气压伤、肺气压伤。其他并发症包括心排血量增加,由氧中毒引起的癫痫发作,以及对眼睛的影响(即暂时性近视、白内障加重)。

HBO 对于未经治疗的气胸患者是绝对禁忌的。相对禁忌的病种包括:幽闭恐惧症(可事先给予抗焦虑药)、晚期充血性心力衰竭或阻塞性肺疾病、大疱性肺病,正在接受化学治疗、癫痫、主动吸烟、妊娠、慢性鼻窦充血和发热。

如有火源,例如火花或火焰以及燃料,纯氧可引起火灾。因此禁止携带任何引发火灾的物品(如打火机,或者充电宝)进入高压氧舱。

以下安全措施可以避免室内火灾的危险:

● 患者穿棉质衣服。

● 避免在氧舱内使用电池供电的设备。医疗设备(如起搏器、除颤仪)经过测试后方可使用。

● 不使用化妆品。

● 禁止带入报纸、烟草或火柴。

● 使用电线将患者接地保护。

(译者:陈 玲)

第十五章　头颈恶性肿瘤患者的心理困惑

　　头颈恶性肿瘤的幸存者，包括接受喉切除手术的患者，需要面对来自心理、社会和个人等多个方面的挑战。主要因为头颈恶性肿瘤及其治疗会影响到人类基本的生理功能，如呼吸、进食、言语交流和社交行为。理解并干预这些心理问题，其重要性不亚于躯体疾病本身的治疗。喉切除手术后一个重要的心理问题，即创伤后应激障碍（简称：PTSD），在女性患者中尤为普遍。

　　当患者被诊断为恶性肿瘤后，将会经历巨大的心理波动。这些感受和情绪，每时每刻都会发生变化，并可产生沉重的心理负担。

　　这些情感包括：否认、愤怒、情绪波动、恐惧、压力、焦虑、沮丧、悲伤、内疚和孤独。

　　喉切除手术后，患者需要直面许多心理和社会的问题。如：抑郁、焦虑、对疾病复发的恐惧、社交孤立、药物滥用、自我形象、性行为、回归工作岗位、与配偶的关系、家庭、朋友、同事和经济负担。

抑郁的应对策略

　　多数恶性肿瘤患者会感到悲观或抑郁，这是对重大疾病的正常反应，抑郁是恶性肿瘤患者需要面对的最困难的问题之一。然而，承认抑郁所带来的社会歧视往往使患者很难主动寻求帮助和治疗。

抑郁的症状包括：

● 感觉无助、绝望或者失去生活的意义。

● 失去与家人和朋友在一起的兴趣。

● 沟通能力下降。

● 难以专注于某件事。

● 对于从前的嗜好及喜欢的事情不再感兴趣。

● 食欲缺乏或丧失，对食物不感兴趣。

● 长时间的哭泣或一天哭泣数次。

● 睡眠问题，嗜睡或失眠。

● 精力的改变，变得淡漠。

● 情绪波动大，从亢奋到绝望。

● 孤独感。

● 性欲的改变。

● 自杀的想法，包括制订计划或采取行动自杀，以及经常想到死亡。

在恶性肿瘤的阴影下，喉切除者所面临的生活挑战，意味着处理抑郁会更加困难。不能说话或说话困难，使得患者情感表达障碍，进而导致社交孤立。手术和医疗护理往往不足以解决这些问题。喉切除术后，心理健康应得到更多的重视和关注。

积极应对和克服抑郁情绪是非常重要的。不仅仅为了患者的身心健康，更能促进躯体的康复，延长患者的生存期并且最终治愈。越来越多的科学研究证明，心理和躯体之间存在着联系。虽然其关联尚不明确。但是人们公认，在重大疾病中，那些主动寻求康复和积极乐观心态的患者会恢复得更快，活得更长久，存活的概率也更大。这种影响可能与调解细胞免疫应答改变和减少自然杀伤细胞活性有关。

诚然，诸多原因使得人们在得知自己患上恶性肿瘤或者需与肿瘤共生存时，会感到抑郁。由于现今的医学，还未能找到大部分恶性肿瘤的治愈方法，因此对患者及其家庭而言，罹患肿瘤的打击是毁灭性的。当这类疾病被发现时，谈预防为时已晚。当发现恶性肿瘤已经处于晚期时，扩散的风险较高，而治愈的概率也明显下降。

当得知确认患病的噩耗，脑海中即刻涌现出各种情绪。"为什么是我？""这不是真的吧？"抑郁是人体应对灾难时的一种正常防御机制。大部分人在应对新的困境时，必须经历几个心理阶段，正如接受喉切除术的患者一般。最初会"否认"和"孤立"，接着"愤怒"，进而"抑郁"，最后"接受"患病的事实。

有些人会深陷某个特定的阶段，比如"抑郁"或者"愤怒"，无法自拔。无论如何，最重要的是能够走出来，向前看，最终接受患病的事实，并怀有希望。除了专业人员以外，家庭成员和朋友，共同地理解、支持及帮助，亦十分重要。

患者不得不有生以来第一次，直面死亡。他们要被迫面对疾病，以及伴随而来的短期和长期的后遗症。非常矛盾的是，得知诊断后，抑郁使得患者接受现实，但若凡事都不关心，反而使人更容易在未来还不确定的情况下生存下去。"我什么都不在乎"的想法，在短时间内能使人好过。但长此以往，这种想法反倒会阻碍患者寻求恰当的照顾，生活质量也会迅速下降。

克服抑郁

我们希望患者能找到对抗抑郁的力量。对于刚刚接受喉切除手术的患者来说，可能很难克服新的生活琐事与现实生活。他们常常需要悼念自己失去的东西，包括声音和原来健康的身体。他们还不得不接受一些身体上的终身缺陷，包括不能再"正常"说话。他们中有些人会在两者中做出选择，屈从于消极抑郁，亦或是变得积极主动、回归生活中。对美好生活的渴望，克服的意愿，帮助人们逆转人生低谷的势头。抑郁可能复发，必须持续不断努力去克服它。

喉切除手术和头颈恶性肿瘤患者克服抑郁的方法：

- 避免药物滥用。
- 寻求医疗团队中你感觉相处舒服的工作人员帮助。
- 排除医学原因（如：甲状腺功能减退、药物副作用）。
- 积极主动。
- 尽量减少压力。
- 努力成为别人的榜样。
- 恢复生病前的一些活动。
- 与心理医生和社工的交流。
- 考虑使用抗抑郁药。
- 寻求家庭、朋友、专业人员、同事、病友和互助会的帮助。

以下是使人精神振作的方法：

- 做些休闲的活动。
- 建立个人社交关系网。
- 保持身体健康和活力。
- 重新融入家人和朋友的社交圈。
- 成为志愿者。
- 找到自己的目标和计划。
- 休息。

家人和朋友的支持十分重要。能够持续融入他人生活，并且有所贡献，是令人鼓舞的事。人们能从与儿孙的玩乐、互动和接触中汲取力量。给自己的儿孙辈树立"面对逆境不轻言放弃"的榜样，将成为积极主动、对抗抑郁的动力。

从事手术前自己喜爱的活动，能为患者提供持续生活的目标。参加喉切除病友会的活动，能收获新的支持、建议和友谊。

向社工、心理医生等心理健康专业人士寻求帮助也是非常有用的。有很多治疗抑郁症的方法,包括心理治疗、药物治疗和经颅磁刺激。能有一个提供持续跟进,既有爱心又有能力的医生,和言语-语言病理学家是非常重要的。他们的参与可以帮助患者处理新出现的医学和言语问题,并有助于提升他们的幸福感。

头颈恶性肿瘤患者的自杀

据近期研究表明,恶性肿瘤患者的自杀率是一般人群的2倍。这些研究清楚地指出,早期辨识和治疗恶性肿瘤患者的精神问题,如抑郁和自杀念头,迫在眉睫。

大部分研究显示,恶性肿瘤自杀患者中抑郁症的发生率很高。除了重度和轻度抑郁症外,恶性肿瘤患者中很多抑郁程度较轻的老年患者,常常被忽略,没有得到治疗。许多研究显示,大约有一半的恶性肿瘤自杀者,都患有重度抑郁症。另有一些重要促成因素,包括焦虑、缺乏社会支持体系和意志消沉。

筛查恶性肿瘤患者的抑郁、绝望、悲伤、剧烈疼痛、心理应对问题和自杀意念,是鉴别高危人群的有效方法。在适当的情况下,咨询和转诊心理健康专家可以预防高危恶性肿瘤患者的自杀。这一方法还包括与自杀高危患者(及其家属)进行交谈,如何来避免接触那些最常见的自杀方式。

应对不确定的未来

人们如果曾经被诊断为恶性肿瘤,即使在完全治愈后,也很难完全摆脱对肿瘤复发的恐惧。部分患者能较好地适应这些不确定,那些善于自我调节的患者会慢慢快乐起来,也有能力更好的生活。

等待重要检查或扫描的结果(如 PET、CT),也是一项艰巨的挑战。许多患者在等待期间感到焦虑和担忧。希望这些测试的结果能够早些得到。

难以预测之处在于对肿瘤的检查方法（如：PET、MRI、CT），目前只能检测到＞1cm的肿瘤，因此医生可能会遗漏那些小病灶。

因此，患者必须接受这样的事实：肿瘤是可能复发的。只有体格检查、保持警觉性，才是监测病情的最佳方法。

应对新出症状（紧急情况下除外），通常需要在寻求医疗救助前，静观几天。一般来说，大多数新出症状会在短时间内消失。随着时间的推移，多数患者学会了不恐慌，并利用自己过去的经验、常识和知识来理性地了解他们的症状。

希望随着时间的推移，对疾病的这种不确定的未来能更好地应对，学会接受它，与之共存，并在恐惧和接受之间找到平衡点。

一些如何应对不确定未来的建议：

● 把自己和疾病分开。
● 专注于感兴趣的事，而非肿瘤。
● 建立一种减压的，能促进内心平静的生活方式。
● 持续的、定期的医疗检查和随访。

头颈部手术患者的创伤后应激障碍

创伤后应激障碍（post-traumatic stress disorder, PTSD）症状可能在创伤性事件发生3个月内开始。在重症监护病房住院的患者中，有24%的患者会出现这种情况。而在喉切除术的患者中，这一比例高达11%。它的特点是闯入性记忆，做噩梦和过去创伤事件的闪回，回避创伤，过度警觉和睡眠障碍。这些人通过回避可能引发症状的经历，来代偿这种强烈的觉醒；这会导致情感淡漠，对日常生活的兴趣减弱，在一些极端情况下，可能会导致与其他人疏远。

症状包括：

侵入性记忆：

● 反复的，不必要的痛苦的回忆创伤事件。

● 重现创伤事件，好像再次发生（闪回现象）。

● 做与创伤事件相关的噩梦。

● 严重的情绪困扰或对事物的生理反应，使其联想到创伤事件。

回避：

● 试图回避思考或谈及创伤事件。

● 避免涉及创伤事件的地点、活动或个人。

思想和心境的消极变化：。

● 对自己或他人的负面情绪。

● 无法拥有积极的情绪。

● 感觉、情感的麻木。

● 对过去喜欢的活动，缺乏兴趣。

● 对未来的绝望。

● 遗忘，包括对创伤事件的一切都不记得。

● 难以保持亲密关系。

情绪反应的变化：

● 易激惹，暴怒或攻击性行为。

● 时时提防危险。

● 强烈的羞愧和内疚感。

● 自我毁灭的行为，如酗酒或做危险的事情。

● 无法集中精神。

● 睡眠障碍易受惊吓。

创伤后应激障碍的治疗可以帮助患者恢复对自我生活的掌控感。心理治疗是主要的治疗手段，但常辅以药物治疗。通过上述综合治疗可以帮助患者改善症状，并教会患者一些应对症状的方法,帮助患者找回自信应对任何症状的复发。

PTSD 的心理治疗方法包括:

● 认知疗法,可以帮助一个人认识到自己的思维的方式(认知模式)问题出现在哪里。例如:总是用消极或不准确的思维方式去感知正常的情况。

● 暴露疗法,帮助你安全地面对那些令你害怕的东西,这样你就可以学会有效地应对它。

● 团体治疗,提供了一种途径,将你与其他有类似经历的人联系起来。

与他人分享诊断结果

在被诊断出恶性肿瘤之后,患者必须决定是与他人分享信息还是保密。人们可能会选择将信息保密,因为害怕被侮辱、排斥或歧视。有些患者不想表现出软弱无力,或者不想自己被别人同情。无论承认与否,恶性肿瘤患者,缺乏社会竞争力,往往有意或无意地受到歧视。有些患者会担心,他们有同情心的朋友和熟人,可能会疏远自己,以避免损失,或仅仅是因为他们不知道该说什么或该怎么做。

当一个人选择了保密,在没有支持的情况下,独自面对新的现实时,会产生情感上的隔离和负担。有些患者为了避免他人情感受伤,只告诉少数人。可以确信的是,要求人们将痛苦的讯息隐藏在心中,将会剥夺他们获得情感支持和帮助的机会。

与家人和朋友分享这些信息可能是困难的,最好以适应个人应对能力的方式呈现。最佳的是一对一的交流,让每个人都能问问题,表达自己的感受、恐惧和担忧。以一种乐观的方式传达,强调了康复的可能性,可以让它变得更加容易。告知年幼孩子的过程是一个挑战,最好是依据孩子各自对信息的理解能力来讲述。

手术后，尤其是喉切除术后，不可能再隐瞒病情。大多数患者不后悔公开病情。通常情况下，他们会发现朋友并没有抛弃他们，反而得到支持和鼓励，并帮助他们渡过难关。公开病情和诊断，这些幸存者们表示，不会因他们的疾病感到羞愧或无能。

喉切除者虽然只是恶性肿瘤幸存者中的一小部分。然而，他们有独有的特征，因为他们必须接受颈部的损伤和发声方式的改变。无法掩盖通过气管造口呼吸的事实。并且发声微弱，有时是机械音。然而，他们的生存也证明了，即使在被诊断出恶性肿瘤之后，生活仍可以丰富、有意义。

应对和调整自己的缺陷

应对手术和放射治疗造成的面部和颈部缺陷，是喉切除者面临的最大挑战之一。这可能会影响患者的自我形象和自我认同感。恶性肿瘤及其治疗方式，可以对一个人的容貌、感觉和功能产生重大的改变。一些患者经过治疗后外观发生重大变化，他们的新形象和／或沟通能力障碍和／或进食能力的受损，去适应这些改变是非常困难的。

与其他类型的恶性肿瘤不同，头颈恶性肿瘤患者的畸形和瘢痕通常是可见的，不能隐藏。这会让他们感到难为情、缺乏自信，甚至疑虑缺陷是否会影响他们的人际关系。这可能会导致一些患者陷入社交孤立和抑郁。然而，如果你学着接受改变，善用现有的帮助，找到适应的方法，你仍然可以过上快乐和丰富的生活。

所幸的是，随着时间的推移，缺陷能被适应。这些调涉及生理、心理和社会问题。生理调整包括处理在饮酒、咀嚼、吞咽、呼吸、说话、听力和头颈部运动等方面的困难。这些问题可能会影响一个人的社会适应,因为他们可能会限制一个人外出就餐或其他社会交往的能力,并可能导致社交孤立。寻找新的沟通方式的道路是令人沮丧和困难的。克服功能上的缺陷和应对他人反应的恐惧,是自我调试的重要一步。保持活跃的社交生活能够帮助、预防或扭转抑郁、焦虑和孤立。

适应外观和功能的变化,是非常具有挑战性的。面部和颈部都是可见的,是人们表达自己情感的器官。许多患者感到难为情,甚至害怕社会交往,因为他们不确定人们会如何反应。尽管很难控制别人的反应,但有一些应对策略可以帮助你更自信地和 / 或避免不快的遭遇。临床研究表明,对于那些面部毁容者,当其自信地接近他人,相信自己会接受自己的外表,往往比那些不自信或预期被拒绝的人,更有可能在社交和情感上获得成功。大多数人会积极回应,快速接受你的外表,并对自信和积极的人有更好的反馈。公开自身缺陷和个人病史,公开作为恶性肿瘤幸存者的事实,并且能够无惧缺陷,继续自己的生活,是一个积极的和令人振奋的结果。

社会和情感支持资源

喉部或任何头颈恶性肿瘤的患者将改变个人及其亲属的生活。这些变化处理可能非常棘手。寻求帮助,来更好地应对诊断结果的心理和社会影响是非常重要的。

情感负担包括了对治疗及其副作用的担心、住院时间,以及疾病对经济状况的影响,包括如何处理医疗费用。其他的担忧有如何处理与家人的互动、保住工作,以及持续的日常活动。

与其他喉切除者和头颈恶性肿瘤支持团体的接触是非常有帮助的。其他幸存的病友对医院和家庭探访能提供支持和建议,并有助于恢复。喉恶性肿瘤和头颈恶性肿瘤幸存病友经常提供指导,并作为成功康复、回归充实而有意义生活的典范。

支持的资源包括：

● 医疗团队（医生、护士、言语 - 语言病理学家）能回答和阐述关于治疗、工作和其他活动的问题。

● 如果患者想要分享自己的感受或顾虑，那么社会工作者、顾问或神职人员就会很有帮助。社会工作者可以提供经济援助、交通、家庭护理和情感支持的资源。

● 喉切除和头颈恶性肿瘤患者的支持小组与患者及其家属见面，分享他们在应对肿瘤方面的经验。支持团队也可以通过电话或互联网提供帮助。医疗团队可以帮助找到支持团体。

喉切除术后的些许"好处"

● 不再打鼾。
● 有不打领结的正当理由不会闻到令人不悦和刺激的气味。
● 相对不容易感冒。
● 误吸风险降低。
● 紧急救治时插管更加容易。

（译者：黄晶梦）

第十六章　头颈恶性肿瘤患者照料者和伴侣的需求、性和亲密关系

照料者的角色和需求

1. 照料者的需求与情感负担　作为一名照料者面对身患疾病的亲人是非常艰难的，尤其是头颈恶性肿瘤这样的重病，无论在生理上还是心理上都有着较为沉重的负担。当目睹所爱之人处于痛苦之中，尤其是自己对疾病无能为力的时候，他们的内心定是极度挣扎的。然而，即使他们没有或很少得到患者的感激，照料者也应该认识到他们正在做的事的重要性。

照料者常经历和患者类似的情绪和心理压力，包括恐惧、忧虑和悲伤。他们害怕所爱之人有可能会死去，害怕没有他们的生活，这些情绪会引发焦虑和抑郁。所以有些人宁愿拒绝接受恶性肿瘤的诊断，而选择相信他们亲人的病情并没有那么严重。

照料者往往会牺牲自己的幸福和需求，去迁就他们所关心的人。尽管自己经常是患者发泄愤怒、沮丧和焦虑的对象，照料者也要尽力平复患者的恐惧，支持他们。对于那些无法用语言表达的头颈恶性肿瘤患者来说，有些挫折感可能被夸大了。照料者经常要压抑自己的情感，隐藏自己的情绪，以免让患者心烦，这本身也是件既费力又困难的事情。

较为有用的一种方法是患者和照料者开诚布公地交谈，一

起分享他们的感受、担忧和愿望。对于那些在表达上有困难的人来说这可能更具挑战性。但如果照料者与医护人员能够协同商议，就能保证有更加有效的沟通，有助于共同决策。

不幸的是，因为所有的注意力都集中在患者身上，导致照料者的需求往往被忽视。然而，照料者的需求是不容忽视的。对于照料者来说，从朋友、家人、社会支持团体和心理健康专业人士那里得到的身体和情感支持是非常有帮助的。照料者可以获得专业的个人场景心理咨询，也可以参加团体小组心理咨询，其他家庭成员和患者可在场参与或不参与。他们应该找时间为自己"充电"。照料者如果有足够的时间来满足自己的需要，也有助于继续成为他们所爱的人支持和力量的源泉。

照料者可以求助的地方包括：

- 会倾听而不评判的家人或朋友。
- 教堂、寺庙或其他做礼拜的地方。
- 当地医院或在线的照料者支持团体。
- 治疗师、社会工作者或顾问。
- 国家照料者组织。
- 专门为家庭成员患病或残障提供服务的组织。

2. 患者的需求　头颈恶性肿瘤患者的治疗（放射治疗、化学治疗和手术）容易让他们产生疲劳，照料者可能需要承担许多支持性的角色：

- 协助日常琐事，如购物、做家务或提供看病接送服务。
- 协助准备饭菜，如果患者需要还需协助喂饭。
- 协助日常卫生（如洗澡、洗手等）。
- 协助提供医疗护理，包括口服给药。
- 帮助处理医疗保险报销等管理问题。
- 提供情感支持，如果患者需要，照料者要协助其获得专业人士的帮助。
- 陪同患者看病，协助患者做出医疗决策，包括相关治疗和检查的决策。

- 通过权衡选择和决策制定来协助患者解决问题。
- 照顾孩子。

照料者的帮助对患者的康复起着重要而宝贵的作用。

喉切除术对患者配偶或伴侣的影响

许多临床医生只关注头颈恶性肿瘤对患者产生的心理社会影响。然而，头颈恶性肿瘤对患者的伴侣也有相当大的社会心理影响。伴侣的心理压力可能比患者更大。较大的心理压力负面影响伴侣对患者的照顾。

专业医护人员在为患者提供支持时应该还要考虑其伴侣。喉切除患者的伴侣经常会忽视自己的心理社会问题，导致他们本身也处在发生生理和心理社会问题的危险之中，无法为患者提供支持。因此，专业医护人员不仅要为患者提供结构性的筛查和治疗，而且还要为他们的伴侣实施。

喉切除术能够在不同方面影响患者及其伴侣。伴侣可能会出现焦虑、恐惧，担心患者有可能死去，在受到社会环境的刺激时会有不良情绪。伴侣对喉切除者的过度保护，这有可能对他们之间的关系产生负面影响。有些伴侣在心理健康方面可能更容易受到喉切除术的负面影响，比如女性伴侣、教育程度较低的伴侣和年长的伴侣。

与配偶或伴侣及家庭讨论喉切除术的影响

与患者的配偶或伴侣以及家人讨论喉切除术可能产生的后果，并为此做好准备，这一点是非常重要的。很多喉切除者和伴侣都会尽量避免谈论手术，因为他们不想让别人心烦。研究发现，家庭成员公开讨论疾病及其相关问题是头颈恶性肿瘤患者积极康复结局的重要预测因素。患者越是公开地讨论他们的患病体验，被报道出来的负面情绪如抑郁、焦虑等就越少，失控的情况也越少。所以不愿公开讨论疾病的夫妻应该要得到更多的帮助，以便于改善他们的沟通，间接提高他们的生活质量，增进他们的感情。

有很大一群喉切除者对他们的伴侣有着较强的情感依赖，这也许会给伴侣们造成过重的负担。无论是患者还是伴侣都应该在专业人士的帮助下，像团队一样为喉切除术可能带来的变化做好准备。

喉切除术对性行为和亲密感的影响

喉切除者和伴侣之间的性行为和亲密关系的缺失会给他们带来沉重的负担，但是由于缺乏讨论，这个问题也被逐渐放大。在对患者及其伴侣的筛查和管理中，应该处理他们的性和亲密性的问题，包括性行为频率减少以及性体验本身等问题。可能影响性欲的因素包括：性交时的呼吸问题，气管造口和形象紊乱产生的羞耻感，患者感觉自己再也不是完整的男人或女人，由于恶性肿瘤及其治疗导致的外貌缺陷和功能障碍会使人感到自己缺乏吸引力。应该鼓励患者和他们的伴侣讨论性和亲密的问题。不幸的是，一些临床医生发现由于缺乏时间、经验和前期准备，这些问题很难解决。

解决这些问题的第一步是让医务人员（医生或护士）与患者和伴侣一起谈谈这些私密的问题。一个训练有素、经验丰富的专业人员要认真倾听夫妻双方的意见，为他们提供相关信息、咨询和心理支持，并且根据筛查和临床判断，医务人员还可以将这类夫妇转诊给专业的社会工作者或心理医生。

对于年轻喉切除者群体，性生活的问题更应该受到特别的关注。这些患者通常对性功能有更高的期望，而且喉切除术对他们性关系的负面影响通常比对年长的喉切除者要大。我们还应特别注意其他弱势人群,包括女性喉切除者、教育水平较低的喉切除者以及合并其他疾病的喉切除者,喉切除术对他们的配偶关系可能产生更严重的负面影响。

（译者：曹文竹）

第十七章　诊断及随访过程中的影像学检查

影像学技术包括磁共振成像（MRI）、正电子发射断层摄影（PET）、计算机断层扫描成像（CT）、X线和超声检查。所有这些影像学技术均为可视化人体内部结构的无创性检查。这些检查主要用于检测肿瘤、治疗后效果及预后随访。

磁共振成像

MRI用于恶性肿瘤的诊断、分期及治疗方案的制订。大多数MRI系统的主体部分是一个大型管状或圆柱形的磁体。使用非电离无线电波、强大的电磁铁和一台电脑，这项技术可以产生详细的人体内部横断面成像图。在一些病例中，造影剂可以用于显示人体的特殊结构。这些造影剂染料可以用针头和注射器直接注射到血液中，也可以口服，这取决于被检查的身体部位。MRI可用于区分正常组织和病变组织，从而精确定位肿瘤的部位，亦可以用于检测肿瘤的远处转移（图17-1）。

此外，和CT相比，MRI可以显示人体内的不同软组织，也可以用于显示脑、结缔组织、脊髓、肌肉及骨组织。患者躺在产生磁场的巨大设备中，从而使人体内的原子核磁化。

MRI是无痛且无射线的，但它花费的时间比CT检测更长，价格更贵。一些患者主诉检查过程会产生不同程度的烦躁不安和/或焦虑。对于有幽闭恐惧症或难以长时间平躺不动的患

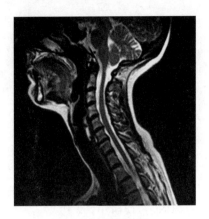

图 17-1 头颈部 MRI

者,可以给予中等剂量的镇静药。MRI 机器还可以产生巨大的噪声。戴耳塞可减轻噪声的影响。

计算机断层扫描成像

CT 是使用电脑计算 X 线的扫描成像,从而产生层析成像或者人体某一部位的断层。这些断层成像在多种治疗原则中用于疾病的诊断和治疗(图 17-2)。几何数字图像处理主要从单

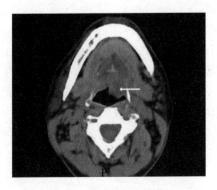

图 17-2 CT 显示头颈部的囊性肿物

轴旋转的大量 X 线产生的二维图像中产生三维立体图像, 从而显示人体内某一部位或器官。造影剂用于显示人体内的特定结构。CT 检测时间短, 但是患者暴露于射线下。此外, 检查时金属假牙等材料及身体的移动会使 CT 成像失真。

正电子发射断层摄影

PET 是核医学成像检查, 可以产生人体功能性代谢过程的三维成像(图 17-3)。通过静脉注射放射性物质(示踪剂)来检测发病部位。示踪剂通过血流聚集到高代谢的器官和组织中。单一的 PET 扫描可以准确显示人体的细胞功能。

因为肿瘤、炎症或感染等代谢使得病灶在 PET 检查中都显示为高代谢灶, 所以这种检查的特异性较差, 容易产生模棱两可的解释, 从而使患者进一步接受可能不必要的检查。在患者承受经济负担的同时, 还可产生焦虑和沮丧。

此外, PET 并非完美, 可能会遗漏一些较小的肿瘤(小于 1 英寸)(约 2.5cm)。因此影像学检查要结合触诊。

PET 和 CT 常常同时进行, PET 检查阐述人体的生物功能, 而 CT 可以明确高代谢活动的部位。通过结合这两项检测手段, 临床医生可以更精确的诊断肿瘤部位及性质。

患者肿瘤切除术后的时间越长, 所需 PET/CT 检查次数越少。一般情况, PET/CT 在术后第 1 年每 3~6 个月检查一次, 在接下来的第 2~5 年, 每 6 个月一次。一些患者终生每年做一次 PET/CT 检查, 而其他患者只在怀疑复发或新生肿瘤时再做 PET/CT 检查。然而这些建议并非源于研究而是来自专家的意见和建议。当要进行 PET 或 CT 扫描前, 要权衡利弊, 衡量获得的影像学结果和 X 线离子辐射。

一些情况下, 临床医生建议增强 CT 扫描即可以满足要求, 不需要 PET 检查。这种 CT 检查比联合 PET/CT 得到更精确的结果,增强 CT 也需注射造影剂帮助疾病的诊断。

如患者曾进行大量口腔科治疗,如充填、牙冠修复或种植牙,会干扰 CT 扫描结果。这种情况可改行 MRI 检查,还可以使患者减少射线辐射。

放射科医生可以通过比较新旧扫描结果,来判定影像学变化,这有助于新生肿瘤的发现。

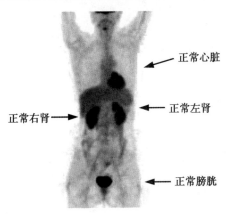

图 17-3　正常 PET 扫描

X 线检查

X 线检查是 X 线管发射的电磁辐射。人站立在 X 线探测器前,通过短波 X 射线暴露进行 X 线成像。这是一种价格低廉且易操作,可以用于探查心肺病变包括肿瘤转移的检查方式。

超声检查

超声检查可以在人体不同部位产生多种成像。通过手持式探头产生高频声波来反射人体结构。手持式探头(也叫超声换能器)在需要检查的部位上移动。电脑收集这些反射波,从而产生图像。超声检查同样没有电离辐射,可以用于检查全身的血管、组织、淋巴结,也包括甲状腺在内的颈部结构。此外,超声检查还可以用于对淋巴结或肿块进行细针穿刺细胞学活检。

（译者:张 铎）

第十八章　喉切除者的急救、心肺复苏和麻醉期间的护理

喉切除者和其他经颈部呼吸者的呼吸急救

　　喉切除者和其他经颈部呼吸者在经历呼吸困难或需要心肺复苏（CPR）时，会处于一种不能获得正确紧急救助的高风险中。急诊部门和急救医疗服务人员常常会忽视患者是个"经颈部呼吸者"，不知道如何用正确的方式为患者吸氧，当需要"口对气管造口呼吸"时却错误地进行了"口对口人工呼吸"。剥夺了患者生存所需要的氧气，导致严重的后果。

　　部分医务人员对喉切除者的护理并不熟悉，相对于其他手术，喉全切除术并不常见，现今喉恶性肿瘤患者通常在早期被诊断、并在早期阶段进行治疗，喉全切除术通常只应用于肿瘤较大或前期治疗失败复发的情况下。目前在美国只有约6万人做过喉全切除术，因此急救医疗服务人员与喉切除者接触的机会比以往更少。

　　本章节主要介绍喉切除者和其他经颈部呼吸者的特殊需求，解释喉切除术后的解剖改变，概述喉切除者的发声方式和如何辨识喉切除者，解释如何区分全部和部分经颈部呼吸者，以及呼吸急救时所需的装备和程序。

喉切除者突发呼吸窘迫的原因

　　喉切除术最常见的适应证是头颈恶性肿瘤。许多喉切除者由于肿瘤本身和相关治疗（放射治疗、手术、化学治疗）而承受

其他的生理困难。喉切除者在发声说话方面也有很大困难,因此,在与人进行沟通时需要采用多种方式。

喉切除者突发呼吸困难最常见的原因是吸入异物或痰栓引起气道堵塞,还可能因为其他疾病,如心、肺和血管等疾病引起呼吸困难。

喉全切除术后解剖改变

喉切除术后患者的解剖结构与常人有所不同。喉全切除术后患者通过造口(一个开口于颈部的气管造口)呼吸。气管和口、鼻之间不再相通。为了外观很多患者会用海绵垫、领巾或服饰等遮挡住气管造口,因此,不易被人注意。亦有很多患者在造口上使用湿热交换器或者免持装置。

全部经颈部呼吸者和部分经颈部呼吸者的区别

医务人员能够区分"全部经颈部呼吸者"和"部分经颈部呼吸者"非常重要,因为对这两类人群的管理截然不同。"全部经颈部呼吸者"的气管与上呼吸道没有连接,所有呼吸均由颈前气管造口进行。与"全部经颈部呼吸者"不同,虽然"部分经颈部呼吸者"的气管也开口于颈部,但气管仍然与上呼吸道有交汇连接,尽管"部分经颈部呼吸者"大部分呼吸通过气管造口进行,但他们也能够通过口和鼻呼吸,通过上呼吸道呼吸的比例因人而异。

许多"部分经颈部呼吸者"通过气管套管进行呼吸,气管套管凸起于造口处并系绑在颈部。医务人员如果对"部分经颈部呼吸者"的识别有误就有可能导致治疗不当。

呼吸急救的准备

急救"经颈部呼吸者"的步骤是:

- 确定患者无反应。
- 启动紧急医疗服务。
- 抬高患者肩膀。

● 显露颈部，去除任何覆盖在气管造口上，可能会阻塞气道的物体如滤过装备、衣服等。

● 确认气管造口内的呼吸道是通畅的，并去除任何阻塞呼吸道的物体，如滤过装备或湿热交换器等。

● 清除气管造口的痰液等分泌物。

除非气管造口的粘贴底板堵住呼吸道，否则不需要移除；取出气管套管或气管造口支撑钮时应非常小心。发声假体在不堵塞气道的情况下也不需要移除，因为发声假体在一般情况下不会影响患者的呼吸和吸痰。如果发声假体脱落，则应将其取出并在气管食管穿刺瘘管处重新放置一根导管，以免发生误吸及瘘道闭合。如果痰液黏稠并在气管套管中形成痰痂，可用2~5mL 生理盐水滴入后再吸痰，或者将内套管或外套管取下清洗，去除痰痂。擦拭气管造口并吸痰。紧接着听气管造口处的呼吸声，如果气管套管被阻塞，胸廓可能就没有起伏。

如果要用气管插管为气管切开患者进行急救，插管深度要小于正常人以适应气管套管内气管的长度，另外，插管时要小心，可以使用较小管径的插管，以避免造成发声假体脱落。

如果患者呼吸正常，可像一般昏迷患者一样急救。如果患者需要长时间使用氧气，需要湿化后使用。

对于某些喉切除者，因为放射治疗后颈部组织纤维化，可能难以判断颈动脉搏动是否存在；部分喉切除者手术使用手臂的游离皮瓣进行上呼吸道的重建，也会导致桡动脉的脉搏触及不到。

全部经颈部呼吸者的通气

"全部经颈部呼吸者"的心肺复苏与正常人的心肺复苏操作类似，但换气和供氧不是经过口鼻腔而是经过颈部气管造口。口对口人工呼吸是无效的，只能通过口对气管造口人工呼吸或使用氧气面罩（婴幼儿面罩或成人面罩转 90°）对气管造口进行通气（图 18-1~ 图 18-3）。

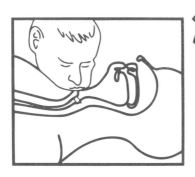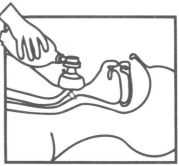

图 18-1 为"全部经颈部呼吸者"通气

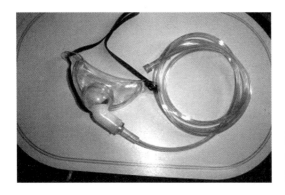

图 18-2
气管切开型氧气
面罩

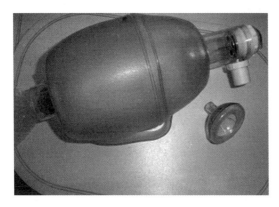

图 18-3
简易呼吸器婴儿
型面罩

部分经颈部呼吸者的通气

虽然"部分经颈部呼吸者"的吸气和呼气主要是通过气管造口，但他们的肺仍然与口、鼻腔有联系（图 18-4）。因此对气管造口送气时，会从口、鼻腔处漏气从而减少了通气效果。所以当对"部分经颈部呼吸者"进行急救人工通气时，需要将患者的口腔闭合，并捏住他们的鼻以防止漏气。

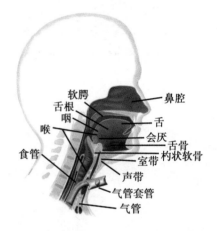

软腭　　鼻腔
舌根
咽　　舌
喉　　会厌
食管　　舌骨
　　室带　　杓状软骨
声带
气管套管
气管

图 18-4　部分经颈部呼吸者的解剖

呼吸窘迫时的沟通

呼吸窘迫发生时，喉切除者可能存在交流困难，他们可用书写或抽认卡片的方式进行交流。喉切除者和其他经颈部呼吸者可以通过携带急救信息卡、车内放置急救信息卡和 / 或佩戴手链或颈部项链来提醒人们他们是"经颈部呼吸者"，从而避免意外而危及生命。携带医疗病历本、用药清单、医生姓名和联系方式（见下文）也十分重要。喉切除者也应提前拨打急救电话、联系警察局及社区急救医疗服务系统，以告知他们特殊需求。患者或他们的医生应联系所在地区的急诊科，以便当地急诊科医务人员能够识别出他们是经颈部呼吸者，以提供适当的救助服务。

总结：急诊科和急救医疗服务人员应谨慎识别那些不经过口鼻呼吸的患者。社区卫生保健人员的专业知识参差不齐，许多卫生保健人员虽然已经在心肺复苏的课程中培训过，但是并不熟悉颈部呼吸的护理。所以应定期开展经气管造口供氧和人工通气以及心肺复苏相关特殊细节的模拟演练。医疗机构和急救医疗服务系统应掌握并巩固经颈部呼吸者相关的治疗知识，以便在紧急情况下为他们提供有效的治疗和护理。

颈部呼吸者特有的呼吸系统问题包括黏液堵塞和气道异物吸入。虽然"部分经颈部呼吸者"的呼吸主要通过患者的气管造口，但他们的肺与口鼻腔之间仍然有连接。与之相反"全部经颈部呼吸者"就没有这样的连接。部分及全部经颈部呼吸者都是通过气管造口部位进行通气。然而，"部分经颈部呼吸者"在进行人工通气时就要求闭合口腔、捏紧鼻以防止漏气。也可用婴幼儿简易活瓣呼吸器连接气管造口进行通气。

确保对经颈部呼吸者(含喉切除者)有适当的紧急护理

由于呼吸困难，经颈部呼吸者在寻求紧急医疗救助时接受不正确治疗的风险很高。常见的错误是医务人员通过鼻为经颈部呼吸者供氧，而不是通过他们的气管造口。可通过以下措施防止经颈部呼吸者发生事故：

● 佩戴标明自己是"经颈部呼吸者"的手链或手环(图18-5，图18-6)。

● 随身携带一张卡片，描述自己的医疗状况、用药情况、医生姓名和他们的联系方式(图18-7)。

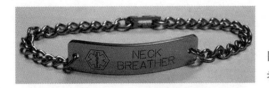

图 18-5　"经颈部呼吸者"的身份识别手链

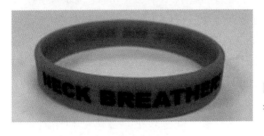

图 18-6　"经颈部呼吸者"的身份识别手环

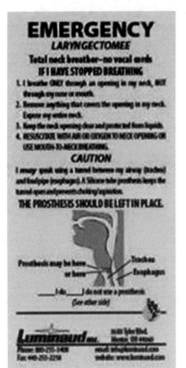

图 18-7　描述自己医疗状况、用药情况、医生姓名和他们联系方式的卡片

图中英文意为：喉切除患者紧急情况提示卡片。

1. 我是 ×××，是喉切除患者，只能通过颈部造口呼吸。

2. 如果我发生紧急情况需要人工呼吸，只能通过颈部造口。

3. 如果我发生紧急情况，可联系我的医生 ××，电话 12345678。我的家人 ×××，电话 22345678

● 在 Android 或 iPhone 上的健康应用程序中保存患者医疗信息和联系人。

● 在车窗内贴上贴纸注明自己是"经颈部呼吸者"，或放置卡片注明如何在紧急情况下照顾"经颈部呼吸者"的信息。

● 使用电子喉，即使在紧急情况下也能经此沟通。而那些使用发声假体的患者，因为他们的湿热交换器要被移除，可能就不能说话了。

● 在汽车前门上放置标志，提醒别人自己是"经颈部呼吸者"。

● 通知当地的紧急服务机构、急救医疗服务人员和警察部门时，告知患者是"经颈部呼吸者"，在紧急情况下可能无法说话。

● 确保当地急诊医务人员能够识别和治疗"经颈部呼吸者"。

喉切除者可以自己决定是否有意识地让当地紧急医疗服务人员了解其情况。由于这些人员的专业能力参差不齐，而且人员不定，所以这会是一个持续性的工作。

喉切除者接受医疗处置或手术

无论是在使用镇静药进行某种医疗处置（例如结肠镜检查）或在局部麻醉或全身麻醉下进行手术对喉切除者而言都是一大挑战。

不幸的是，照顾喉切除者的医护人员，包括护士、医技人员、外科医生甚至麻醉医师通常在手术前、手术中和手术后都不熟悉喉切除者独特的解剖结构、发声方式，也不了解在医疗处置或手术中以及结束后如何为喉切除者提供气道管理。

所以建议喉切除者可事先告知自己的医护人员，告诉他们自己有特殊的需求和解剖结构，比较有用的告知方法是采用插图或照片。使用发声假体的喉切除者应该让麻醉医师观察他们的气管造口，提醒他们不要将发声假体摘除。喉切除者可以向麻醉医师提供如何为颈部气管造口通气的视频资料。

医护人员应该明白喉全切除患者手术后，口咽和气管之间已经没有连接，所以通气必须要经过颈部气管造口，而不是通过鼻或口。

使用镇静药进行医疗处置或在局部麻醉下进行手术对喉切除者来说都是极具困难的，因为在这种情况下，喉切除者的气管造口常被氧气面罩所覆盖，双手也会被约束，他们无法使用电子喉或发声假体说话，但是使用食管发音的喉切除者在局部麻醉的医疗处置或手术中仍然能够用食管发音进行沟通。

在手术前和医疗团队讨论自己的特殊需求是很重要的，而且可能需要重复好几遍——首先要告知外科医生，然后在麻醉术前评估时要告知麻醉医师，最后在手术当天要告知实际出现在手术室的麻醉医师。如果有可能的话，喉切除者还可以与麻醉医师事先商量好，在麻醉时怎样表示有痛苦或者需要吸痰，可以用手势、点头、唇语或者食管发音的基本语音来表达。

使用这些方法可以让喉切除者在行局部麻醉下的医疗处置或手术时能够得到适宜的照护。

心肺复苏术指南

美国心脏协会 2012 年新版心肺复苏指南只要求为患者进行胸外心脏按压，不再要求进行口对口人工呼吸。新指南的目的就是要鼓励更多人去实施心肺复苏。因为很多人认为向别人的口腔或鼻腔吹气时自己感到很抵触，所以他们不愿意实施口对口人工呼吸。新指南认为急救时即使只进行胸外心脏按压也比什么都不做来的好。

因为喉切除者不能进行口对口人工呼吸，所以旧版的心肺复苏指南在呼吸章节中将喉切除者排除在外。由于新版指南不要求口对口人工呼吸，所以喉切除者也就可以进行心肺复苏。然而，如果可能的话医护人员要尽量按照旧版本的心肺复苏指南进行，胸外心脏按压和气道通气都要实施，这是因为在没有进行肺通气的情况下，只按压胸部不足以长时间维持患者生命。

为喉切除者进行心肺复苏时也会需要实施气道通气，喉切除者常见的呼吸问题有痰痂或气道异物堵塞气道，必须要清除痰痂和异物。口对气管造口呼吸复苏很重要，且比口对口人工呼吸更容易进行。

对使用湿热交换器的喉切除者进行心肺复苏时需暂时将HME取下，这可以使喉切除者在接受每分钟达到100次的心脏胸外按压时能够吸入更多的空气。

（译者：曹文竹）

第十九章　喉切除者外出注意事项

旅行及驾驶对于喉切除者来说是具有挑战性的。外出旅行离开了患者原本熟悉舒适的环境，暴露于陌生环境中，喉切除者也许要在生疏的环境下进行自我气道护理。因此，旅行出发前通常需要事先做好规划，使得旅行中所用日常基本补给得到保证，在旅行中持续关心气道护理以及其他医疗相关问题也是很重要的。

喉切除者驾车

驾驶车辆对于喉切除者来说极具挑战，由于车辆本身和交通行驶产生的噪声，使得喉切除者在驾驶时说话变得格外困难。保证安全驾驶中非常重要的一点是用双手控制方向盘，然而，喉切除者使用电子喉或发声假体（或按压型 HME）时需要占用一只手，这使得他们只能用单手来驾驶和操控汽车。只有使用免按压型 HME 才能释放双手，持续操控汽车。

另一个潜在的问题是喉切除者驾车时需要咳嗽或打喷嚏。在一些繁忙的道路和高速公路上行驶时吸入污染的气体，可能引起呼吸道刺激和咳嗽，咳嗽或打喷嚏产生的痰液可阻塞 HME 并阻断呼吸。喉切除者需要快速清理阻塞的 HME，以便恢复呼吸，这些操作需要使用手，由此可导致危险驾驶。

为提高驾驶安全，要点如下：

● 遇到咳嗽或打喷嚏，或需要说话时（使用电子喉或按压型 HME），将车停到路边。

- 开车时请勿使用手机（即使是免提手机）。
- 经常停车以便咳嗽咳痰。
- 驾驶时使用免按压型 HME。
- 驾驶汽车时使用车载通风系统，避免直接暴露在车外的空气中。
- 确保汽车安全带不会盖住造口而阻碍呼吸。
- 摇起车窗，使用空调，减少暴露在有灰尘和刺激物的环境中。

使用电子喉的喉切除者如在驾车时被警察叫停，则需要非常小心，警察可能会将电子喉误认为武器。在向警察解释自己需要使用电子喉说话之前，最好不要手持电子喉，建议可以先通过出示书面说明来解释。

安全气囊展开带来的相关隐患

充气式安全气囊在车祸中可以防止严重伤害并挽救生命，在碰撞时安全气囊为乘客提供软式减震缓冲和约束，并防止受到车辆内部的撞击伤害。但不幸的是，对于颈部造口呼吸者（喉切除者）来说，充气式安全气囊可能阻碍空气进入造口引起窒息，为防止这种情况发生应采取一些相应措施。比如，让喉切除者坐在后排座椅上；调整并保证驾驶员与方向盘之间留有足够的距离（例如，向后移动座椅，并将其向后倾斜，调整可伸缩方向盘朝向仪表板的方向）。然而并不建议完全卸载安全气囊，因为它们的优点超过了潜在的风险。总而言之，喉切除者应该向医生咨询有关信息。

乘坐民航客机时的呼吸道护理

乘坐民航客机（尤其是长途航班）会带来一些困难。

　　有几种因素会导致深静脉血栓形成,包括脱水(由于在高空中机舱空气湿度低),机舱内的氧气压力较低以及乘客静坐不动等。这些因素合并在一起可能会导致腿部血块凝结形成血栓,当它从血管壁脱落时,可以经血流循环到达肺部,并引发一种需要紧急救治的严重并发症——肺栓塞。

　　此外,空气湿度低会引起气道干燥导致黏液栓,空乘人员往往并不熟悉喉切除者的供氧方式,也就是通过气管造口给氧而不是经过口鼻。

　　喉切除者可以通过以下方法来避免潜在危险的发生:

- 在飞机上每 2 小时饮用至少 240ml 的水(包括飞机停留在地面上的时间)。

- 避免饮用乙醇和咖啡因饮料,因为此类饮品可能导致脱水。

- 穿着宽松舒适的衣物。

- 避免在座位上跷二郎腿,因为这会减少腿部的血液循环。

- 穿弹力袜。

- 如果是深静脉血栓的高危患者,可以咨询医生是否在飞行前服用阿司匹林以降低血液凝固。

- 在飞行过程中尽可能进行腿部运动、站立或行走。

- 预定机舱出口排、机舱前排或靠通道的座位,以增加腿部活动空间。

- 提前告知乘务员自己是一位喉切除者。

- 将医疗用品放置在随身手提行李箱内的可及位置(包括造口护理装备和电子喉),医疗设备和用品是允许作为额外手提行李携带上飞机的。

- 如果飞行过程中噪声较响,难以说话清晰,影响交流,请通过书面与空乘人员沟通。

- 在飞行期间定期使用生理盐水湿化造口以保留气管

湿润。

● 用热湿交换器（HME）或湿布覆盖造口以保持湿度。

这些措施使喉切除者和其他经颈部气管造口呼吸者的飞机航行更轻松安全。

旅行时应该携带的物品

旅行时，将所有气道护理用品和药品放到一个专用包中，不能托运，并且应该随身携带、方便拿取。包中建议放置的物品包括：

● 定期服用药物的清单汇总，个人的医疗诊断和过敏史，医疗服务提供方的名称和联系信息，给言语 - 语言病理学家的转诊单以及药物处方。

● 医疗和口腔科保险证明。

● 服用的药物。

● 纸巾。

● 镊子、镜子、手电筒（携带备用电池）。

● 血压监护仪（针对高血压患者）。

● 生理盐水湿化水。

● 用于放置 HME 粘贴底盘的用物（乙醇、去胶剂、人工皮、胶水）。

● 数个 HME 和 HME 粘贴底盘。

● 即使是安装有发声假体的患者也要携带电子喉（携带备用电池），作为备用在发声假体无法工作时可以帮助说话。

● 一个扩音器（如果需要，携带备用电池或电池充电器）。

使用发声假体装置的患者同时应该携带以下物品：

● 备用的免按压式 HME 和一个备用的发声假体。

● 用于清洗发声假体的刷子和冲洗球。

● 一根红色的 Foley 导管，当发声假体意外脱落时可以放置在气管食管瘘管中。

携带的用物数量取决于旅行的长短，获取旅行地区的言语 - 语言病理学家和医生联系信息也非常重要。

去医院看病时准备一个装有重要信息和用品的工具包

喉切除者可能在医院或其他医疗机构接受急救或非紧急救治，他们与医护人员沟通常有困难，情况紧急时尤其严重。因此，准备好包含医疗信息的文件夹会有帮助。此外，携带包括帮助沟通及气道护理用品的工具包，也非常有用，这个工具包应该保存在紧急情况下很容易拿取的地方。

工具包中应该有：

● 一份患者目前最新的疾病手术史、过敏史和诊断信息。

● 服用药物清单以及所有医疗处置、影像学检查和实验室检查的结果。这些可以被保存在光盘或 U 盘上。

● 医疗保险的信息和证明。

● 喉切除者的医生、言语 - 语言病理学家、家人和朋友的信息（电话、电子邮件、地址）。

● 一份颈侧位照片或者图片，能标明喉切除者特殊的上气道解剖结构，如必要标明发声假体的位置纸、笔和写字板。

● 带备用电池的电子喉（即使是使用发声假体的患者也需要）。

● 一盒纸巾。

● 少量生理盐水、HME、HME 粘贴底板以及更换时所需的物品（例如乙醇、去胶剂、人工皮、胶水等），以及清洁发声假体需要的用物（刷子、冲洗球）。

- 镊子、镜子、手电筒(携带备用电池)。

在发生急救或实施常规护理时，备有这些物品至关重要。

（译者：归纯漪）

附录

关于作者

  Itzhak Brook 医生是一名专攻儿科及感染性疾病的医生，同时是美国华盛顿特区乔治城大学儿科教授，他的专长领域是厌氧菌感染和包括鼻窦炎在内的头颈部感染。他还做了广泛的关于呼吸系统感染及暴露于离子辐射损伤的研究。布鲁克医生在美国海军服役 27 年，著有 6 本医学著作，参与编写 150 部医学书籍章节以及超过 750 份科学出版物。他同时是 3 份医学杂志主编及 4 份医学杂志副主编。他是 *My Voice-a Physician's Personal Experience with Throat Cancer* 和 *In the Sands of Sinai-a Physician's Account of the Yom-Kippur War* 作者。他也是头颈恶性肿瘤联盟董事会成员。Brook 医生还获得了 2012 年美国耳鼻喉头颈外科年会颁发的 J.Conley 医学伦理讲师奖。他在 2006 年被诊断为喉癌，行放射治疗，2 年后复发，2008 年行喉全切除术。